日本顎咬合学会・著

長生きしたけりゃ「咬む」のが一番！

小学館

長生きしたけりゃ「咬む」のが一番！

はじめに

「いつまでも元気で長生きしたい」
「認知症や寝たきりになって、周囲に迷惑をかけたくない」

多くの人はこう考えているのではないでしょうか。自分がいつまで健康でいられるか心配だ。長生きしたいけれど、ずっと寝たきりで、口からものを食べられない生活なんてごめんだと考えている人も多いはずです。

では、どうしたら寿命をまっとうするまで、おいしいものを食べられる人生を手に入れられるのでしょうか。

元気で長生きできるかどうかは、食生活や生活習慣、社会活動、運動やストレス対策、さらには遺伝的要因、医療や介護体制など、さまざま要素が関係しています。

そんな中で**最近注目されているのが、きちんと咬んで食べられる健康な口＝健口《けんこう》づく**

りです。

人一倍健康に気を配って、スポーツジムや健康食品にお金をかけ、特別な医療に高額な医療費を費やす人もいるかもしれません。

しかし、健康を保つためにまず取り組むべき基本は、しっかり咬んで食べることです。

逆に、**しっかり咬んで食べられなくなると、病気や寝たきりになりやすい**といわれています。歯を失い咬む力が衰えた人は、転倒しやすくなり、歩く能力も衰えがちになります。

一方、足腰が衰えたり、痛みが出たりして体を動かせない人でも、きちんと咬んで食べられるようになると、しだいに活力を取り戻し、元気になっていきます。

寝たきりだった高齢者や車椅子の人が、咬んで食べられるようになったとたん、みるみる回復し歩けるようになった例は、実際の医療現場で報告されています。

しっかり正しく咬めることは、お金をかけずだれでも手軽にできる効果的な健康法といっていいでしょう。

日本は世界でもっとも高齢者の割合が多い国です。全人口の3割近くにあたる29・1%が65歳以上（2021年、総務省統計局）。2位のイタリア23・6%を6ポイント近くも上回って、ダントツの超高齢社会なのです。

しかも、2030年には、高齢化率が30%を超えるといわれており、これからますます高齢者が増えていきます。

超高齢社会では、高齢者の医療・介護が最大の問題といわれています。医療や介護に多くのお金と人手がかかり、社会の負担が大きくなるとされています。

たとえば、戦後のベビーブームのさなかに生まれた団塊の世代が全員75歳以上になる2025年は、「2025年問題」と呼ばれ、医療・介護が逼迫《ひっぱく》するといわれています。75歳以上の後期高齢者は、全世代でもっとも医療費がかかり、要介護者も増えると思われます。

そう考えると、どうしても将来に明るいイメージを描けなくなってしまいます。

しかし、元気で自立した高齢者が増えればどうでしょう。事情は変わってくるのではないでしょうか。超高齢社会＝医療・介護の逼迫という図式を変えることができるかもしれません。

高齢者ができるだけ長く健康でいれば、医療や介護にかかる負担を減らすことができるはずです。

高齢者の「健康を保つ」ための医療とは、ただ病気やケガを治すだけではなく、生活を維持するための医療や病気にならないための予防医療です。別のいい方をすれば、人生の最後まで、口から食べることを維持し、サポートする医療です。

繰り返しますが、人間の健康の基本は「きちんと咬んで食べる」ことです。栄養をとれなければ、体を維持し、病気と闘う免疫力もつきません。そのためには、食物をしっかり咬んで食べ、飲み込む働きがそろっている必要があります。

つまり、**栄養を摂取する入り口、口の健康＝健口が健康の基本**なのです。

最近、「健康寿命」という言葉がよく聞かれるようになりました。これは文字通り、介護や長期入院などをせず、自立して生活ができる寿命を指します。

日本人の平均寿命は男性81・47歳、女性87・57歳（2021年、厚生労働省統計）で、世界1位の長寿国です。一方、「健康寿命」は、男性72・68歳、女性75・38歳（2019年）です。

調査年にややずれがありますが、多くの高齢者は、亡くなるまで9～12年、介護や医療の世話になるということです。

この平均寿命と健康寿命の差を埋めることができれば、社会的負担はより軽くなりますし、なによりも多くの人が望む健康長寿社会が実現できます。

厚生労働省などを中心に、国民の健康寿命をのばそうというプロジェクトがいくつも行われています。健康寿命をのばすために必要なこととして、バランスの良い食事、適度な運動、心の健康、歯の健康、生活習慣病の予防などがあげられています。

その中でも最近、特に注目されているのが歯の健康です。**咬むことが脳の活性化や生活習慣病の予防に深くかかわっている**こともわかっています。

健康寿命をのばすためには、健口寿命をのばすことが、とても重要なのです。

そして、健口を維持し支える医療こそ、これからの超高齢社会に求められる医療といっていいでしょう。

成人の7～8割がかかっているとされる歯周病は、心臓病や糖尿病、認知症、がん、肺炎など全身の病気と深く関係することがわかってきました。歯周病を予防し、口の中を清潔にすることで、これらの病気が改善したり、予防につながったりすることも、多くの研究や臨床で証明されています。口の健康は全身の健康とも深く関係しているのです。

２０２０年以降、新型コロナウイルスによるパンデミック（世界的大流行）で、多くの人が犠牲になりました。特に、高齢者をはじめ心臓病など循環器の病気や糖尿病などの持病のある人の重症化や死亡のリスクが高くなりました。

最近の英国の報告では、**新型コロナウイルスで重症化した人を調査したところ、肥満や歯周病のある人の割合が多かった**ことがわかりました。さらに、重症化だけでなく感染リスクも高まるということです。

以前から、歯周病はインフルエンザや肺炎球菌などの感染症にかかりやすくし、歯科衛生士による口腔ケアで口の中を清潔にするだけでインフルエンザや誤嚥性《ごえんせい》肺炎の予防になるという研究もあります。**感染症予防には口の健康が重要**なのです。

高齢になるといくつもの病気を抱えた人が増えます。80歳の人は平均して８つの病気を持っているといわれているほどです。

高齢者の健康を守るためにも、口の健康がいかに大切か、おわかりでしょう。

日本顎咬合学会（会員数８１４２名／２０２３年現在）は、咬むことが健康にとっていかに大切かを、医療の中心に置き、口の健康を守る医療を追求してきました。会員は歯科医師や歯科衛生士、歯科技工士などで、いわば「咬むための医療」の専門家集団です。

歯周病が全身の病気と深い関係があること、正しく咬めることが健康に直結することを、２０００年に提唱し、医療現場で実践してきました。

２０１３年には、学会が提唱してきたことを一般向けに解説した『噛み合わせが人生を変える』（小学館１０１新書）を出版しました。

当時はまだ、咬むことが認知症や寿命に影響を与えることは、あまり知られていませんでした。

しかし、その後、口の健康と咬む重要性を説く書籍や特集記事などが、メディアにも頻繁に出るようになりました。

また、国の健康政策や市区町村の健康増進の取り組みの中に、口腔ケアや咬むことが取り入れられるようになっています。

本書では、学会がこれまで積み重ねてきたさまざまな臨床例や研究などをもとに、健口寿命をのばすとはどういうことなのか、そのために何をしたらいいのかを、できるだけわかりやすく解説していきます。

そのため、本書は『噛み合わせが人生を変える』より、いっそう読みやすい内容にし、新しい情報も加えています。

健康長寿を目指す多くの人が、本書を役立てていただければ幸いです。

長生きしたけりゃ「咬む」のが一番！ 目次

第3章　きちんと咬めれば寿命はのびる　119

第4章 歯が健康になれば医療費が減る

カバー＆本文デザイン　ビーワークス

第1章

生涯口が健康な人生の歩み方

健康長寿というと、どうしても高齢者に焦点が当てられがちですが、口の健康は生まれた時からの積み重ねで保たれます。

「三つ子の魂百まで」ということわざがありますが、**子どもの時に身につけた咬み方は高齢になっても変わらない**ことが多いのです。

むし歯がなく、きちんと咬んで食べられる子どもは、健康に育つことが多く、その後の人生をプラスにすることがあります。

硬いものを食べなくなった現代の子どもたちには、きちんと咬めず不自然な咬み方が目立つようになりました。口をあけたまま食べるなど不自然な食べ方をする子どもが半数以上もいるといわれています。

子どもたちの咬む力はこの20～30年間で、急激に低下しているのです。

咬む力の低下は子どもたちの身体や心の発達に、さまざまな影響を及ぼしています。

口がぽかんとあいている、口呼吸になる、ストローでものを吸えない、ローソクの火を吹き消せない、咬み合わせが悪くなるなどです。**口呼吸の子どもはインフルエンザや風邪をひきやすく、アレルギーになりやすい**という報告もあります。

咬み合わせが悪いと、出っ歯になったり、顔がゆがんだりします。体にもゆがみが出て、姿勢が悪くなります。

咬む力の低下は、子どもたちだけではなく、現代人全体の問題といっていいでしょう。**現代人は咬む回数が減り、昔の人に比べ咬む力が衰えている**のです。

特に、衰えが目立つのは、日本が豊かになった１９８０年代以降で、１回の食事で咬む回数は６２０回、戦前の日本人が１３００～１４００回程度ですから、約半分に減っています。

ちなみに、弥生時代の日本人は、３９９０回、江戸時代では１４６５回です（「時代別にみた咀嚼回数と時間の推移」「咬合・咀嚼が創る健康長寿」資料＝グラフ１）。

咬む力をできるだけ落とさないためには、子どもの頃から歯ごたえのある食事を心が

けることが重要です。それだけでだいぶ違ってきます。

大人になってからも、口の健康は体や心に影響し、高齢になってからの健康に直結します。

若い人の心の不調、腰痛やアレルギーといった、**口とは関係ないように思える不調も、実は咬み合わせが原因のこと**があります。

40～50代から気になるメタボ、生活習慣病にも、口の状態が影響しています。歯周病が増えるとともに心臓病や糖尿病、脳卒中なども増えます。

高齢期の口の健康は中年期の対策にかかっているといえます。

乳幼児期から高齢になるまで、しっかり咬んで食べられることが、健康長寿を支える鍵といっていいでしょう。

この章では、各年代別の口の健康について述べていきます。

グラフ1 時代別にみた咀嚼回数と咀嚼時間

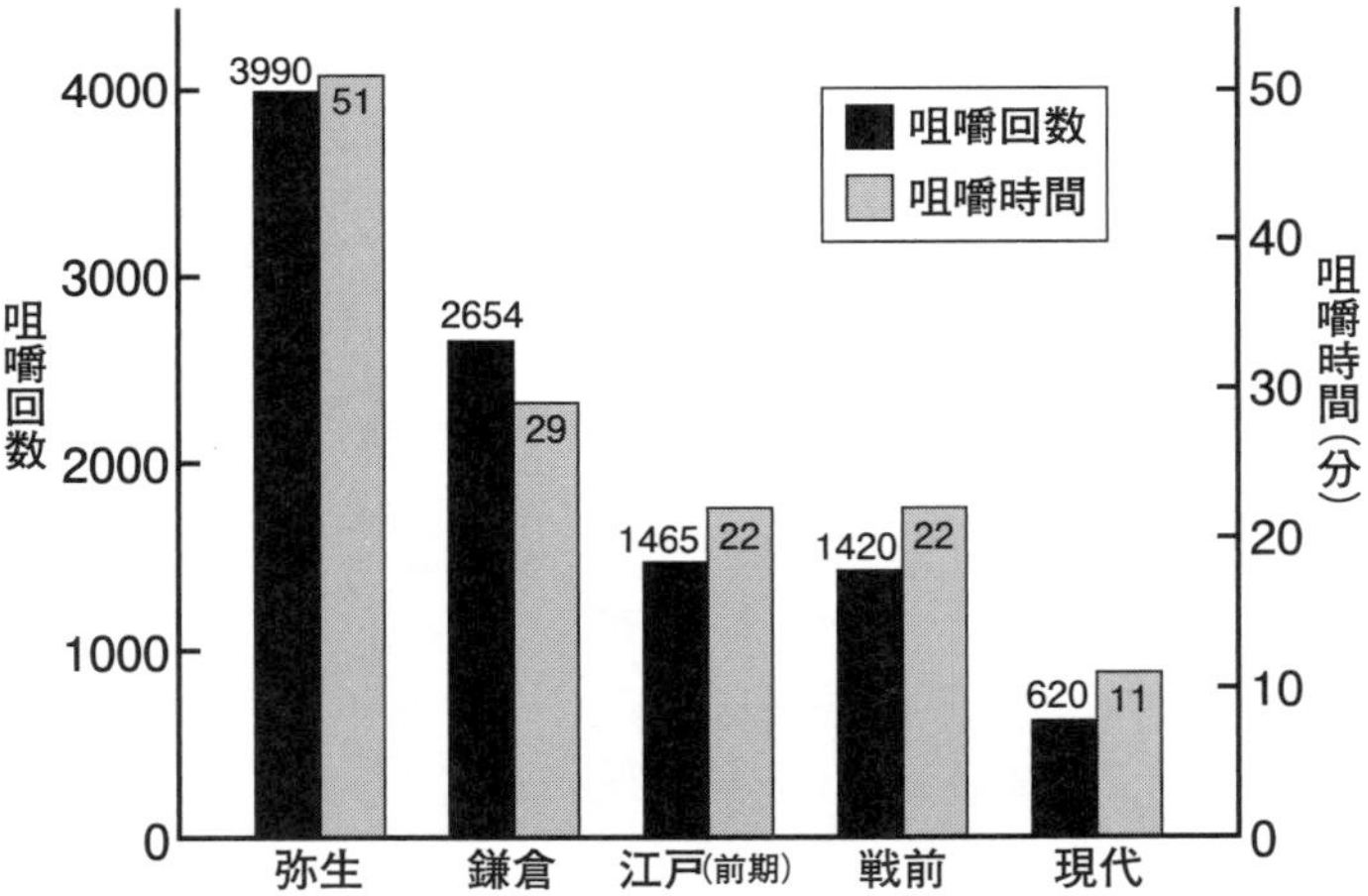

ファストフードはご飯食に比べて咀嚼回数が少ない

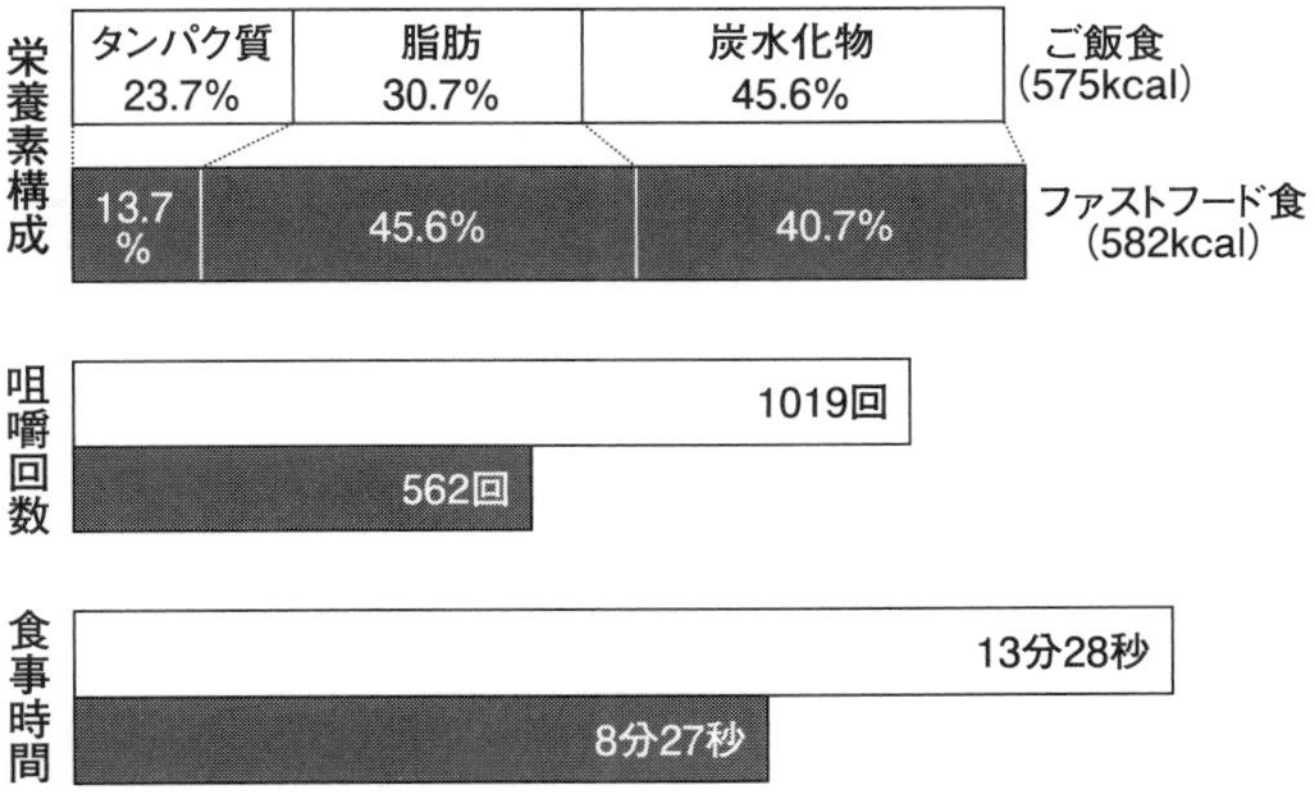

【乳幼児期～小児期】

離乳食の正しい食べさせ方

歯がまだ生えていない赤ちゃんの頃から、咬む訓練は始まっています。乳歯が生えそろうのは生後12カ月前後です。その前は、母乳を飲み離乳食を食べていますが、歯で食べ物を咬むことはできません。

しかし、母乳あるいはミルクを飲むことで、唇が鍛えられていきます。唇、特に上唇の発達は食べ物をしっかりとらえる役目があり、食べるためには欠かせません。

母乳やミルクを飲むことは、将来の咬む力をつくる基礎となっているのです。

５〜６カ月頃から離乳食が始まりますが、この時期に上唇を使って上手に離乳食をとらえる能力を身につけることが大切です。

小児歯科医として40年近い経験をもとに、子どもたちの咬む力の大切さを提唱してきた増田純一・マスダ小児矯正歯科医院院長（日本顎咬合学会顧問）によると、「**上唇は脳と直結していて、上唇を意識して使うことで脳の発達が促される**」そうです。

「離乳食の与え方は上唇の発達に影響します。与える時のスプーンの使い方がポイントです。赤ちゃんが食べやすいからと、離乳食のスプーンを口の奥まで入れるのはよくありません」（増田先生）

増田先生が教える離乳食の食べさせ方のポイントは、上唇が動くようにすること。方法は以下の通りです。

① まず、スプーンを口の下方から持っていき、下唇の上に置く。
② それを赤ちゃんが上唇でとらえたら、スプーンをゆっくりと引き抜く。
③ スプーンを口の奥に差し込んだり、上唇側から差し込んだりしないように注意。

離乳食のスプーンは下から口元へ

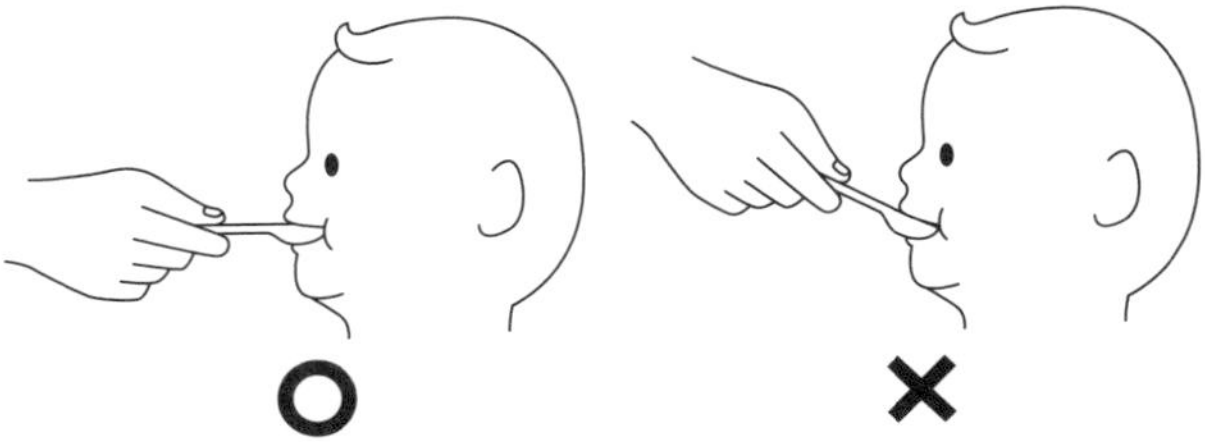

お子さんのこんな食べ方は要注意

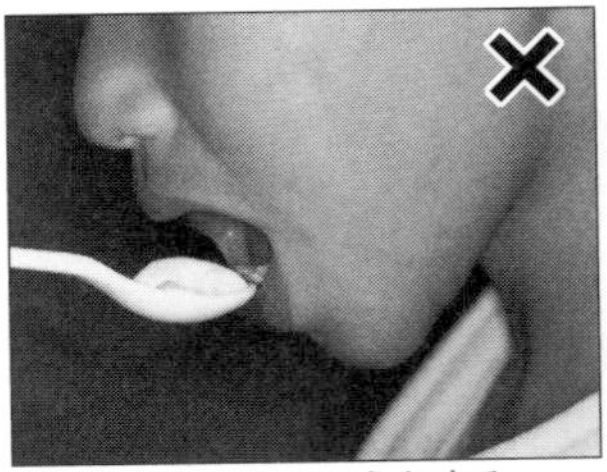

顔の前にもっていこうとする。

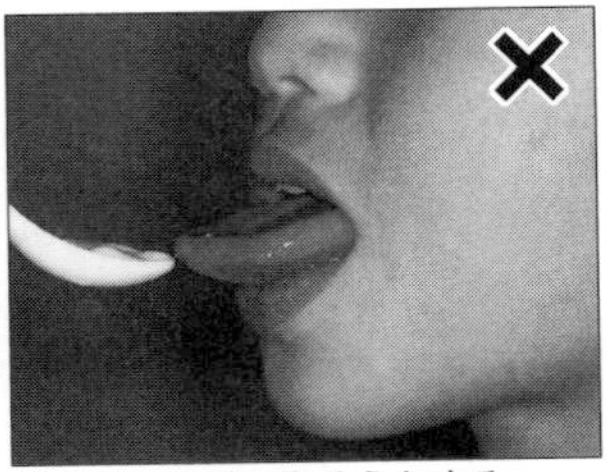

舌を出して舌で取ろうとする。

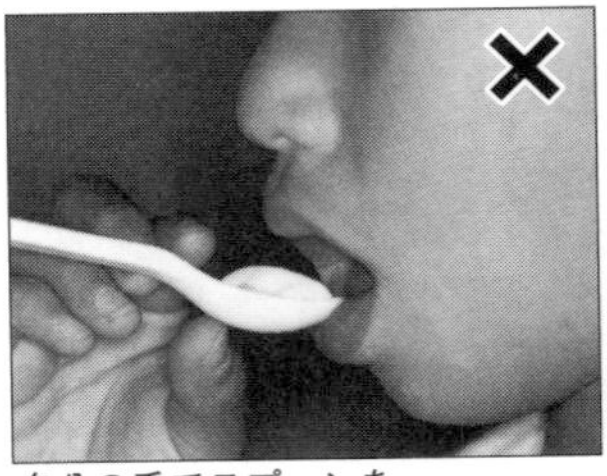

自分の手でスプーンを
つかもうとする。

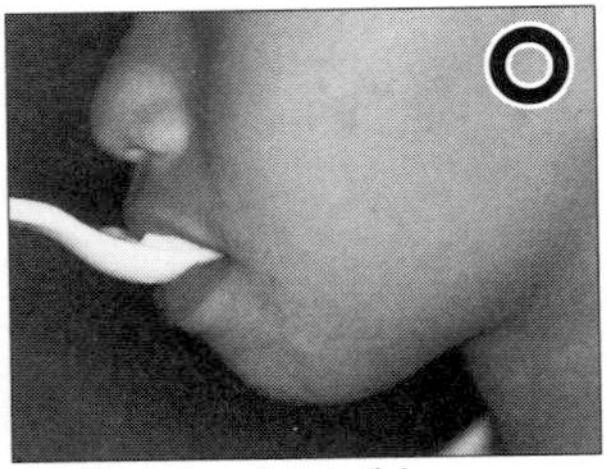

上口唇をゆっくりおろし
食物をとらえる。

「12歳でむし歯ゼロ」を目指そう

小児期はむし歯予防がもっとも重要です。
むし歯になると正しい咬み方ができなくなり、歯並びにも影響します。
それが咬む力を弱めることにつながります。

子どもの健口づくりのポイントを簡単にいうと、
「3歳までむし歯ゼロ、6歳臼歯をむし歯にしない、12歳でむし歯ゼロ」です。

まずは、3歳頃までに生えそろう乳歯20本にむし歯をつくらないようにする。
次に、6歳の頃に生える臼歯（最初の永久歯）をむし歯にしない。
少なくとも6歳臼歯を3年間はむし歯のない状態に保つ。
そして、12歳で生えそろった永久歯をむし歯ゼロにする。

小学校6年生の頃までむし歯がゼロの子どもは、その後も歯の健康を維持できるという報告がありますし、高齢になってからの「8020（80歳で20本の歯を残す）」も達成できるということです。

さらに、小児期は正しい食べ方を身につける時期でもあります。

食べ方で重要なのは、口唇を閉じて咬むこと。きちんと咬まないで食べる「早食い」、食べ物を口の中にいっぱいほおばって食べる「ため食い」、食べている途中でジュースやお茶などの水分を流し込む「流し食い」はよくありません。

「この時期に身についた食べ方は大人になってもなかなか変わりません。なかには**高齢になっても、幼児期からの食べ方を続けている人もいます**」

コラム❶

咀嚼回数が多い食事

咬む力をつけるためには、歯ごたえのある食事をするのが一番です。咬みごたえのある食事は咬む回数が多い食事といいかえてもいいでしょう。

現代の食事の中で伝統的な日本食は咬む回数が多い食材でつくられています。たとえば、ひじき、レンコン、ゴボウ、たくあん、油揚げ、きんぴら、魚の干物、するめなどです。

こういった食材を使ったご飯食（米飯、みそ汁、魚、漬物など）と、ファストフード食を比べると、ご飯食のほうが咬む回数が多くなります。あごが発達する子ども時代は、できるだけ咬む回数が多い食事をとるようにしたいものです。

日本顎咬合学会は、子どもたちの咬む回数が増えるサラダ（日顎サラダ）を食品メーカー（デリア食品）と協力して考案しました。歯ごたえのある食材を使った黒ゴマごぼうサラダなど、子どもからお年寄りまで幅広い年代に食べてもらえるよう工夫をしています。

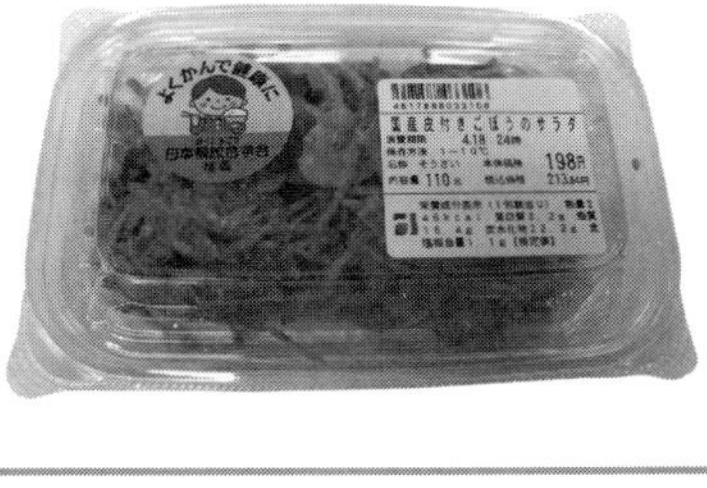

と増田先生は話しています。

増田先生は介護施設で高齢者の食べ方を観察して、そのことに気づいたそうです。ある認知症の高齢者は、他のことは忘れていても、食べ方はひと口の量が適量で、口を閉じて正しい咬み方をしていました。

別の高齢者はため食いや丸飲みに近い食べ方で、先生がよく目にする幼児の不自然な食べ方とそっくりだったそうです。

いったん身についた食べ方は、いくつになっても変わらないのです。

しっかり咬めれば学習・運動能力が向上する

しっかり咬むことの重要性は、脳科学的にも説明されています。

脳の血流は咬むことで増加し、脳血流の増加で脳が活性化されると、学習によい影響を与えると考えられています。

幼稚園児を対象とした比較研究によると、**よく咬む食事をしている子どもは、そうでない子よりも計算能力が高い**という結果が出ています。

また、文部科学省の調査（２０１０年度「全国学力・学習状況」）では、**朝食を食べる子どもと朝食を食べない子どもを比較すると、算数、国語とも食べる子どものほうが10点から20点ほど点数が高かった**ということです。

咬む力は学習だけではなく、運動能力にも影響します。

小学生の調査では、**懸垂や50メートル走などの運動能力は、咬む力が強い子どもほど優れている**という結果が出ています（「８０２０推進財団」資料）。

ところが、正しい咬み合わせができないと、咬む力が弱くなり、脳への刺激も少なくなります。

むし歯になると神経や歯根膜《しこんまく》もボロボロになって感覚が鈍ってしまいます。それが子どもの運動や感覚にも影響し、意欲低下にもつながる可能性があると考えられているのです。

発達期にむし歯をつくることは、脳の成長にも悪影響を与える可能性があるのです。

では、咬み方を治すにはどうしたらいいのでしょうか？

まず、**むし歯になってしまったら、放置しないこと**です。**乳歯のむし歯も早めに治療する**必要があります。

すぐに生え変わるから、乳歯の治療はしないというのは間違いです。むし歯になるときちんと咬めなくなります。

正しい咬み方を身につけるためには、治療が必要です。

きちんと咬めない子どもでもむし歯を治療し、咬む訓練をすれば正しく咬めるようになります。

毎食後2分でできる「あいうべ体操」

口を鍛える訓練のひとつに「あいうべ体操」があります。

これは口の働きを高め、口呼吸を治し、自律神経を整える効果があるとされています。

考案した今井一彰・みらいクリニック院長は、内科医として子どもたちの診療をしていますが、咬む力を高めれば心身が健康になると話しています。

「あいうべ体操」を治療に取り入れた結果、アトピー性皮膚炎、うつ病、潰瘍性大腸炎、気管支ぜんそく、花粉症、関節リウマチなどが改善したといいます（『免疫を高めて病気を治す口の体操「あいうべ」』）。

「あいうべ体操」は誰でも手軽にできますので、簡単にご紹介します。

① 口を大きくアーとあける。

② 次にイーと思い切り横に広げる

口呼吸から鼻呼吸に変える「あいうべ体操」

口を大きく「あ〜い〜う〜べ〜」と動かします

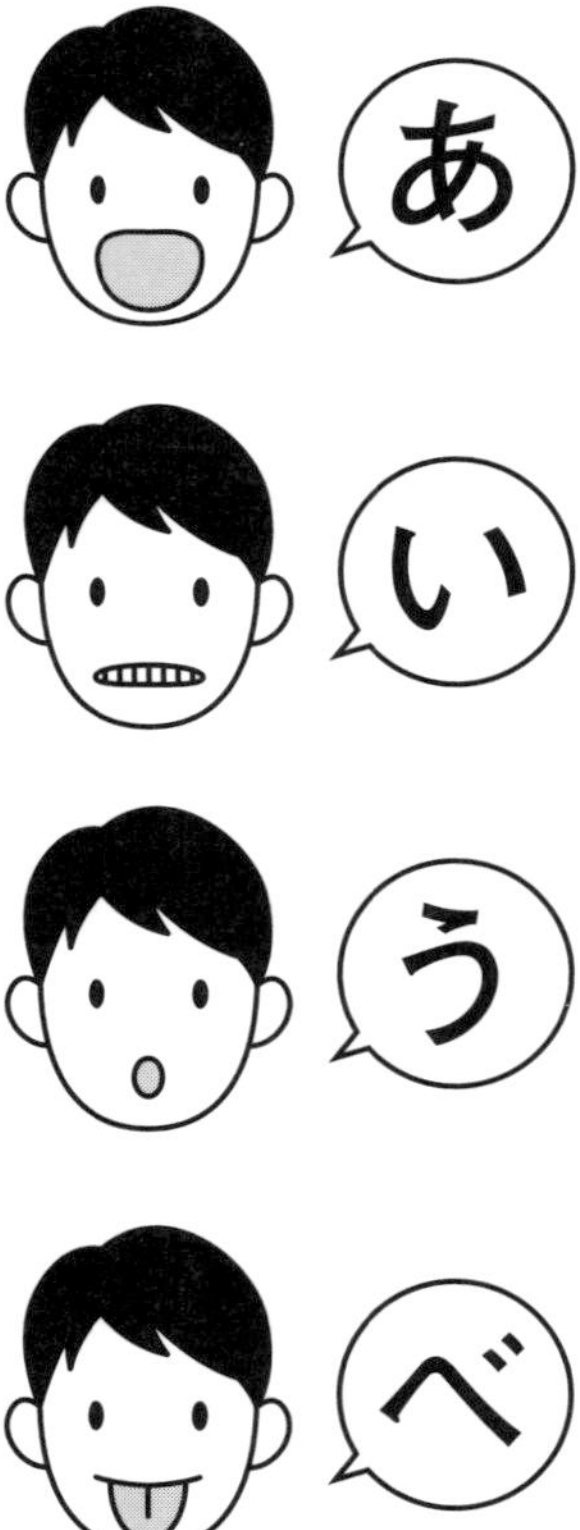

- できるだけ大げさに、声は少しでOK!
- 1セット4秒前後のゆっくりとした動作で!
- 1日30セット(3分間)を目標にスタート!
- 顎に痛みのある場合は、「い〜う〜」でもOK!

お風呂で、トイレで、通勤途中に、親子で、
いつでもどこでも思い出したらやってください

③ 口をウーの形にして唇をとがらせる。
④ 最後にべーといい、舌を思いっきり突き出す。

これを毎食後1～2分、声を出して行います。

お風呂に入ってリラックスしながら行うのも効果的です。

子どもだけでなく、若者や高齢者にも効果がありますので、試してみてはいかがでしょう。

【青年期～中年期】

親知らずを抜いたほうがいい理由

国民病ともいえる歯周病は、20代で約7割、30～50代は約8割、60代は約9割といわれています（日本生活習慣病予防協会資料）。

世界で一番多い伝染病としてギネスブックに認定されているのも歯周病です。

全身の健康とも関係する歯周病予防が成人期には重要になります。

また、**咬み合わせが腰痛や肩こりなど体の不調の原因となっている**こともあります。

若い女性に多い顎関節症もそのひとつです。

18歳前後から20歳頃までに親知らず（18歳臼歯）が生えてきます。

よく親知らずを抜くのをためらう人がいますが、歯並びや隣の歯などに悪い影響を与える場合は、早めに抜くことをおすすめします。

親知らずはむし歯になりやすく、隣の歯もむし歯や歯周病になるリスクが高くなるからです。

また、一番奥にあり汚れがたまりやすく、歯周病になりやすいのです。

親知らずが傾いて生えると、隣の歯を押すことになります。長期間、歯に力を加え続けると歯が動き、歯並びが変わってしまいます。

このように他の歯に悪い影響を及ぼすことが多いため、抜歯がすすめられるのです。

親知らずが横向きに生えたり、あごの骨に埋まっていたりすると、抜歯も難しくなります。

中にはあごの骨に根がしっかりと張っていたり、根が曲がっていたりして、手術が必要になることもあります。

一般の歯科医院では手に負えず、大学病院の口腔外科で手術をする場合もあります。

親知らずを抜けた歯の代わりに移植する方法もありますが、それができるのはまっすぐで正しい位置に生えている健康な歯だけです。

多くの親知らずは横向きに生えたり、曲がっていたりするため、利用は難しいでしょう。

咬み合わせを正すと肩こり・腰痛がなくなる

歯並びが変わり咬み合わせが悪くなると、体にさまざまな不調が出てきます。

まだ若く骨や筋肉などに問題がないのに、肩こりや腰痛に悩んでいる人はいないでしょうか？

整形外科でも特に異常の原因が発見されないなら、そのひとつは、咬み合わせの不調である可能性があります。

整形外科治療で腰痛がなかなか治らなかった人が、歯科治療で咬み合わせを治したら、腰痛が改善した例も報告されています。

咬み合わせを治して姿勢が正しくなると、長い間苦しんでいた肩こりや腰痛がなくなることもよくあるのです。

歯並びが悪い人は、まだ若いこの時期に歯列矯正を行うと、その後の口の健康や心身の健康が保てます。

歯ぎしりも咬み合わせと関係しています。

歯ぎしりは、疲れやストレスで心身の緊張が強いと起こりやすいのですが、咬み合わせが悪いと、より激しくなります。

睡眠にも影響しますので、歯ぎしりの強い人は、歯科や口腔外科を受診するといいでしょう。
咬み合わせの調整やマウスガードの装着などで、改善する可能性があります。

歯ぎしりは顎関節症の悪化にもつながります。

顎関節症はあごの関節周辺に痛みが出る病気で、痛みで口があけられない、硬いものが咬めないなどの症状が出ます。
咬み合わせが悪くなると、咬む筋肉に異常な力が加わり、この病気を引き起こします。
特に、若い世代の女性に多い傾向がありますが、男性や高齢者、子どもでも見られます。

重い場合は、全身に症状が現れ、頭痛やうつ状態、腰痛、肩こり、歩けなくなることもあり、仕事や生活に大きな支障が出ます。

このように口に問題があると、体の他の部分に異常がなくとも、さまざまな不調を引き起こすことがあります。

咬む力がスポーツ選手の成績を左右する

むし歯や歯周病がなく、歯並びがそろっていると、咬む力が強くなり、身体のバランスも安定することがわかっています。

子どもの咬む力が運動能力を左右すると前にも述べましたが、これは大人でも同じです。歯が健康な人は身体能力も高い傾向にあります。

高齢者の健康調査でも、**歯が20本以上あって、しっかり咬める人は、外出も多く、スポーツや趣味を楽しむ傾向が強い**という結果が出ているのです。

では、スポーツ選手の咬む力はどうでしょうか。

「スポーツ選手と同年代の人の虫歯数」と「男子スポーツ選手の総咬合力」調査（80

20推進財団）によると、**スポーツ選手は一般の人よりむし歯が少なく、咬む力が強い**ことがわかりました。

特に、集中力と体の安定が重要なライフル競技やボート競技の選手の咬む力は一般の人の3倍もあるそうです。

皆さんは重いものを持ち上げる時、歯をぐっと咬みしめると思います。それは咬めば力が出ることを体が知っているからです。

歯をしっかり咬みしめると、筋力が4～6％程度アップすることがわかっています。もし、咬む力が弱いと、持っている力を十分出し切れないことになります。

実は、歯や咬む力がスポーツの成績を左右することがはっきりわかったのは、1984年のロサンゼルス五輪でした。

この時、20数人の選手が、歯科トラブルで本来の力を出し切れなかったことがわかったのです。

それ以降、五輪出場選手には歯科の健診が義務づけられるようになりました。

スポーツ歯学の第一人者である安井利一・日本スポーツ歯科医学会理事長によると、**スポーツの種目の7割は、咬み合わせによってパフォーマンスが左右される**ということです。

それは一般の人のスポーツでも同じで、たとえば、ゲートボールの上手い高齢者でも、入れ歯を外すと下手になってしまうそうです。

「歯がないと下あごが固定されず、頭が動いて体の軸がぶれるからです。入れ歯できちんと咬んでいれば、ぶれは小さくなります。また、咬む力が弱いと動きが遅くなり、体もよりふらついてしまうのです」（安井先生）

こんな例もあります。

前出の増田純一先生が治療した小学生に、あごが左右にずれている男の子がいたそうです。

その子は身体の正中線も横に傾いていて、サッカーボールを蹴るとまっすぐに飛ばず、常に横に曲がってしまう癖がありました。

そこで、**咬み合わせを治し、あごの位置を矯正したところ、姿勢もよくなり、ボールもまっすぐに飛ぶようになった**そうです。

安井先生によると、こういった例は多く、歯科医師の診療を受け、咬み合わせをよくすると、パフォーマンスが向上するということです。

スポーツ選手の能力を最大限発揮するためには、スポーツ歯科医の存在は必要不可欠なのです。

スポーツするならマウスガードを活用しよう

ボクシングやラグビーでおなじみのマウスガード。衝撃から歯や舌などを守るためのものですが、咬み合わせを調整する役目もあります。

スポーツマウスガードで正しく咬めるようになり、より力が出やすくなるのです。


近年、スポーツによる外傷が問題になっています。アメリカンフットボールなどでは、頭への衝撃が、後に脳の病気を引き起こすことが知られるようになっていますが、歯やあご、舌などの外傷も大きな問題になっています。

安井先生によると、中学校のバスケットや高校の野球は外傷が多く、特に、上の前歯に集中しているそうです。

そのためにも、**学校の体育や部活でマウスガードを使う必要がある**ということです。

また、**スポーツ選手に起こりがちな脳震盪《のうしんとう》は、スポーツマウスガードをつけることで予防ができる**といいます。


２０１９年に日本で開催されたラグビーワールドカップで大活躍した福岡堅樹選手

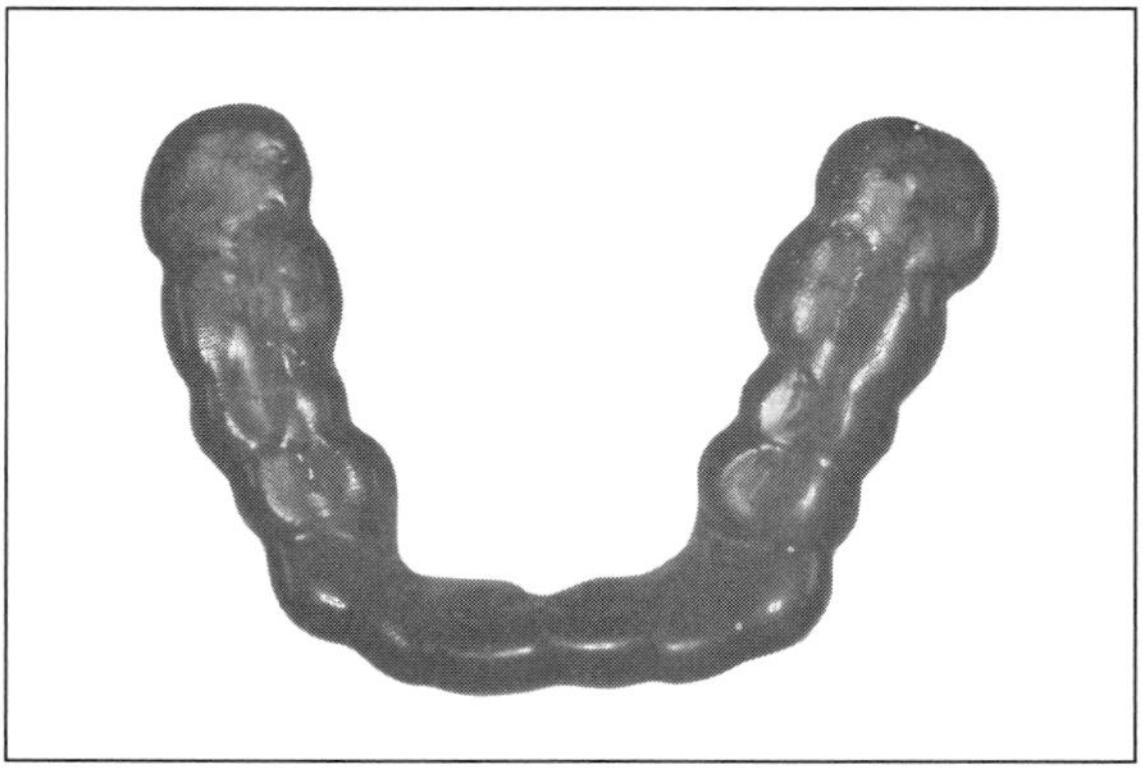

スポーツで使用されるマウスガード（写真／河津歯科医院）

（ウイング）は、歯科医である父親がつくってくれたマウスガードをつけていました。

歯やあご、脳を守り、パフォーマンスを上げるためにも、歯科医を受診し、自分に合ったマウスガードをつくることをおすすめします。

なお、マウスガードの装着が競技の成績を左右することから、ラグビーやアメリカンフットボールといったコンタクトスポーツ以外は、公式な試合でのマウスガード装着は禁止されていることも多いです。

【中年期～老年期】

プレクリニカル認知症の予防法

歯周病は中年期から増加します。

この年代は生活習慣病が増えますが、歯周病も生活習慣病のひとつといえます。

また、最近の認知症研究で注目されている、「プレクリニカル認知症（プレクリニカル・アルツハイマー病）」が始まる時期でもあります。

認知症予防はこの時期から始める必要があるのですが、そのひとつに歯周病予防があるともいわれています。

ここで「プレクリニカル認知症」について簡単に説明しておきます。

認知症は脳のゴミ（アミロイドベータ）がたまって発症します。脳のゴミがたまり始めるのは、認知症になる15～20年前といわれています。

早ければ40代、50代の働き盛りから始まることになります。まだ、もの忘れはたいしたことがないのですが、この段階をプレクリニカル認知症と呼んでいます。

いわば、「認知症予備軍の予備軍」といったところです。

この段階から徐々にゴミがたまり、10年ほどで「軽度認知障害（MCI）」と呼ばれる「認知症予備軍」の段階に至ります。

MCIについてはご存じの方も多いと思います。もの忘れは激しいが、まだ本当の認知症と診断されるまでにはなっていない状態です。

しかし、この状態から約半数の人が認知症になってしまいます。

以前は、予防はＭＣＩのうちにすればいいといわれていましたが、最近の研究ではこの段階ではゴミがたまりきっていて、予防は難しいことがわかってきたのです。

予防はもの忘れが出る前の段階「プレクリニカル認知症」の時に始めることが、効果的と考えられているのです。

つまり、40代、50代から始めれば、認知症が予防できるということです。

では、具体的に何をしたらいいのでしょうか。

その有力な予防法のひとつが歯周病対策なのです。

認知症と歯周病には密接な関係があり、認知症の人の脳には歯周病菌やむし歯菌が侵入していることがわかっています。

しかも、**歯周病菌が脳のゴミがたまるのを早めている**ことが、最近の九州大学等の研究で解明されたのです。

つまり、40代から始める認知症予防は、まず、歯周病対策から始めるのが効果的ということです。

60歳すぎてむし歯が増える理由

昭和40〜50年代、日本の子どもの9割にむし歯がありました。ちょうど、今の40代、50代の人たちが生まれた頃です。

この時代は高度経済成長が終わり、日本人が豊かになった時代です。食生活もぜいたくになり、やわらかく甘い食べ物や飲み物が増えました。

今ほどむし歯予防が徹底していなかったこともあり、子どもたちの口はむし歯だらけだったのです。

グラフ2 中学校におけるむし歯の疾患率等の推移

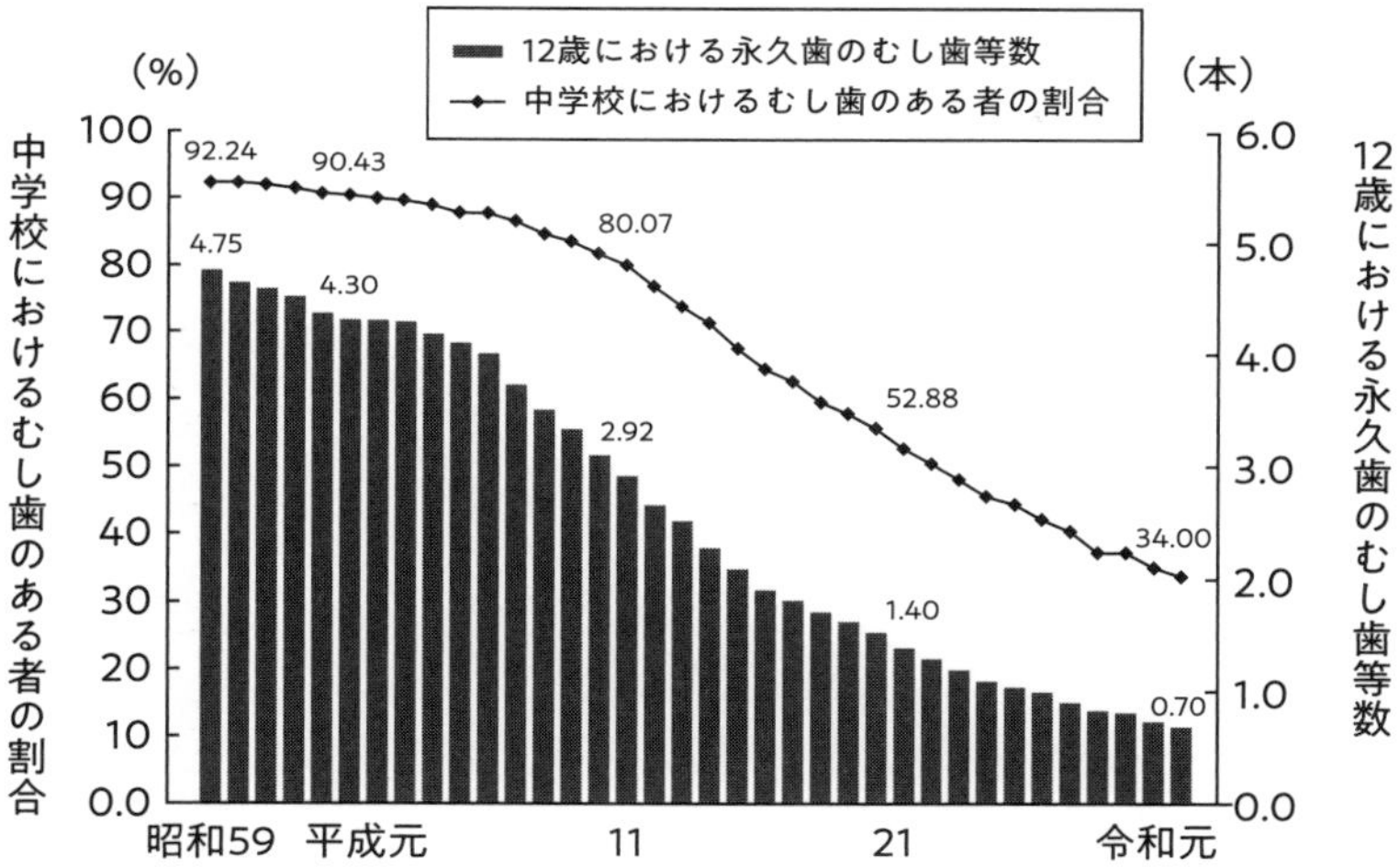

その後、徐々にむし歯は減り、**最近ではむし歯のある子どもはピーク時の半分以下**となりました。

幼稚園児で31・16%、小学生では44・82%、中学生34%、高校生43・68%となっています（2019年度、文部科学省「学校保健統計」）。

12歳の平均むし歯本数（永久歯）は0・7本で、先進国の中でもむし歯が少ない国のひとつになったのです（グラフ2）。

ところが、大人のむし歯はそううまくはいっていません。

25〜85歳未満では80%以上がむし歯

になり、35～55歳未満の年代ではほぼ全員（99・5％）がむし歯をもっています。

そして、**65歳以上の高齢者にむし歯が増加しているのです**（2016年度、厚労省「歯科疾患実態調査」）。

一般に、大人になると歯も骨も固くなるため、子どもに比べてむし歯になりにくいのです。

それなのに、なぜ大人のむし歯が増えるのでしょうか？

原因のひとつは、子どもの時に治療をしたところが、**年数がたつにつれ詰め物に隙間ができ、そのまわりからむし歯が再発する**ためです。このむし歯は歯の奥深く進むことが多く、神経まで侵されるため、歯がだめになる原因になります。

また、**加齢や歯周病で歯ぐきが下がると、むき出しになった歯の根元がむし歯になる人が増えてきます**。これは根面《こんめん》むし歯といい、大人むし歯の特徴でもあるのです。

歯の根元はむし歯になりやすいのです。中高年以降の人に多く、あまり痛みが出ない

コラム❷

気をつけたい「だらだら食い」とむし歯をつくる飲み物

1日3回、きちんと歯を磨いているのに、むし歯になるという人がいます。中には、いくらていねいに歯磨きしてもむし歯になるのは、遺伝や体質のせいではないかと思っている人もいるのではないでしょうか？

その答えはノーです。

「こういった患者さんに食生活を尋ねると、食事以外に飴や甘いものなどをだらだらと食べたり、甘い飲み物をしょっちゅう飲んでいたりします。むし歯の原因はこのだらだら食いや飲み物にあります」(河津寛・日本顎咬合学会監事)

河津先生の臨床経験でも、こういったケースは珍しくないそうです。ある若い女性は食後きちんと歯磨きをして口の中はきれいなのに、何本もむし歯があったそうです。この女性はバッグや机の中に飴やお菓子を入れておき、仕事の合間に食べていたそうです。

また、定年後にむし歯が増えた60代の男性は、家にいる時間が増えて、だらだら食いをするようになり根面むし歯が多発したそうです。

見逃しがちなのは、健康にいいと思って飲んでいる飲み物です。乳酸菌飲料や水分補給のためにイオン飲料（スポーツ飲料）をよく飲む人がいますが、これらの飲み物は糖分が多いうえ酸性度が高く、歯のエナメル質を溶かし、むし歯をつくりやすいのです。だらだら飲みも要注意です。飲んだ後は、うがいや歯磨きも忘れずに。

ため、気がつかないうちに進行してしまいます。放置すると手遅れで抜歯になることもあります。

歯を失う原因の3～4割はむし歯です（注・相田潤・東北大学大学院歯学研究科准教授（当時）らの調査では、43・3％）。中高年はどうしても歯周病に注意が向きがちですが、むし歯対策も忘れないようにしたいものです。

特に、**唾液が減少する更年期の女性は、むし歯菌が繁殖しやすい**ので要注意です。

予防は、定期的な歯科健診でチェックし、口腔ケアを行うことです。自分では気づきにくい場所ですから、必ず歯科医に診てもらってください。

もちろん、毎日、自分で行う歯磨きやぶくぶくうがいも忘れずに。

特に、フロスや歯間ブラシで歯と歯の間を磨くことが大切です。

コラム③

加齢による変化と病的変化

若い頃に比べると筋力が衰えていくように、口の中も年相応の変化が出てくることがあります。では、具体的にどのような変化があるのでしょうか。

「加齢による変化には、主に歯の咬耗《こうもう》（すり減り）や歯ぐきの退縮（歯ぐきが下がる）があります」（田中憲一・日本顎咬合学会顎咬合学推進委員会委員長）

こういった変化は、年相応に見られる傾向はあるものの、何らかの疾病に起因する「病的変化」の場合もあります。「たとえば、歯周病や虫歯などで歯を失ったりすること、それによってうまく咬めなくなったりすることをいいます」（田中委員長）。治療が必要な状態かどうかは、歯科医師の診断が必要なところです。（加齢と歯科医療　坂下英明　日口健誌 第21巻 第4号2001¦470～476）、（歯の周囲組織の加齢変化　仙波伊知郎 Health Science and Health Care 12(1):26－32, 2012）。

その他、ものを咬む力（咬合力）も、年齢とともに衰えていくのが普通です。咬む力を測った調査などによると、20代の男性の咬合力は、699.4±166.7N（ニュートン＝力の強さを表す単位）、60～87歳の男性の平均咬合力は、502.4±338.7Nと、若者と高齢者では200N近い差があります（「健常者若年者における咬合力と口唇閉鎖力の関連」『形態・機能』15巻1号、佐藤久晃等、「地域高齢者の咬合力と介護予防因子との関連について」『日本老年医学会雑誌』46巻1号、河野 令等）。

年相応の咬む力を保つことが、健康につながるのです。

インプラント、入れ歯、ブリッジの選び方

高齢になってもしっかり咬んで食べるためには、20本以上の歯が残っている必要があります。

とはいえ、全員が20本以上の歯を残せるわけではありません。

最近の調査では、**80歳で20本の歯が残っている人は5割**と半分です。

ただし、**「咬みにくい」という高齢者は多く、75歳以上の後期高齢者では、50代前半の人の6倍以上**もいます（2016年「8020推進財団」調査）。

この調査からも、しっかり咬めない高齢者は、まだまだ多いことがわかります。

歯が残っていても、ぐらぐらしていれば咬むことはできません。咬める歯を残すことが重要なのです。

歯を失っても、うまく咬めなくても、あきらめる必要はありません。入れ歯やインプラントなどで咬めるようにすれば、平均寿命や健康寿命を保つことができます。歯科治療はそのためにあるのです。

人工の歯でもしっかり咬めれば、健康を保つことができます。

人工の歯には、大きく3つの種類（インプラント・入れ歯・ブリッジ）があります。

① インプラント

インプラントは失った歯の代わりに入れるチタン製の人工歯根のことです。あごの骨にインプラントを入れて、その上から人工の歯をかぶせるのですが、治療に問題がなければ、本物の歯と同じように咬めます。

さらに、ブリッジや部分入れ歯のようには残った歯への負担がありません。そのため残った歯を長持ちさせることもできます。

日本では1980年代前後から行われるようになり、今では多くの歯科医療機関でイ

天然歯（右）とインプラント（左）の構造の違い

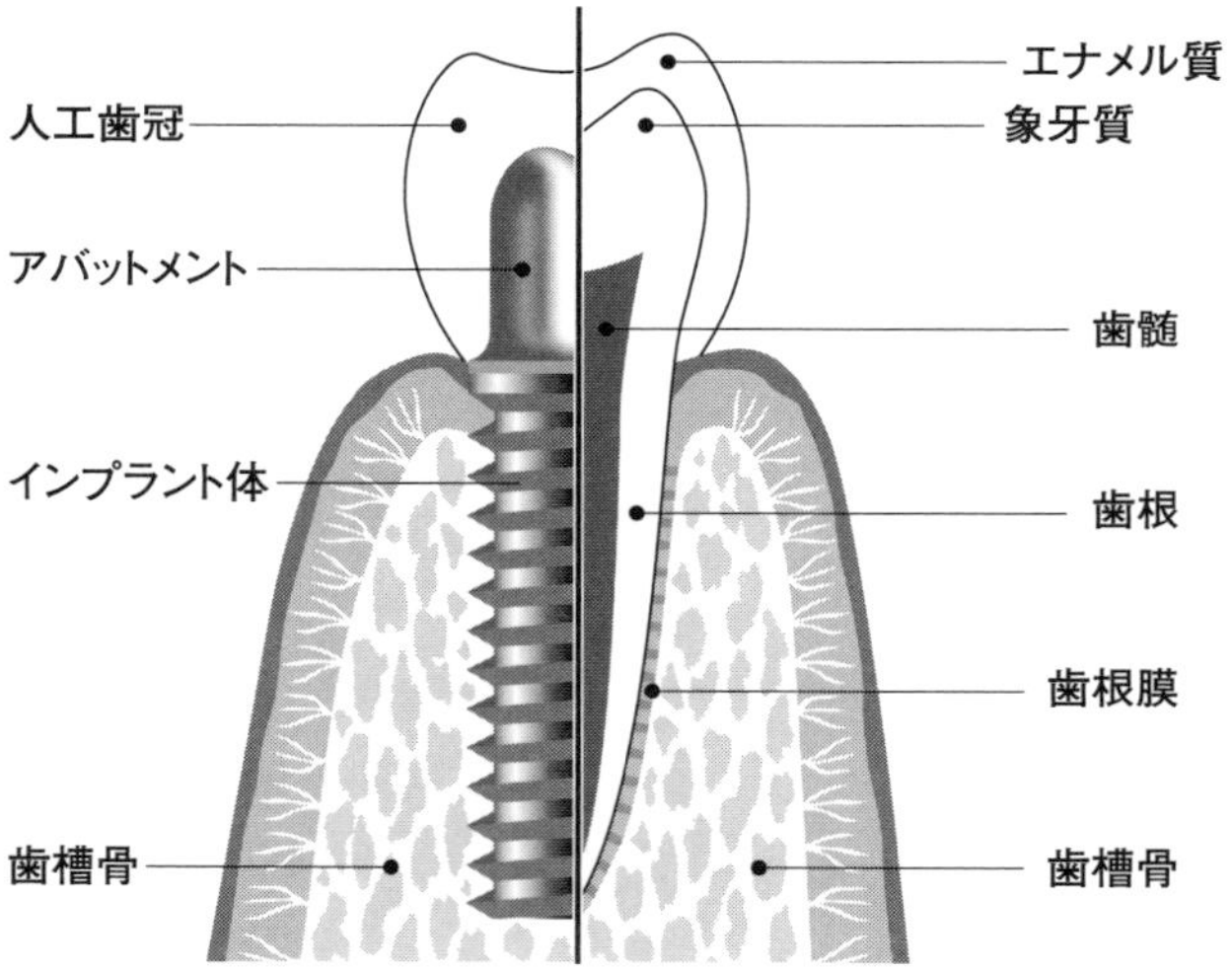

マグネットで取り外し可能なオーバーデンチャー

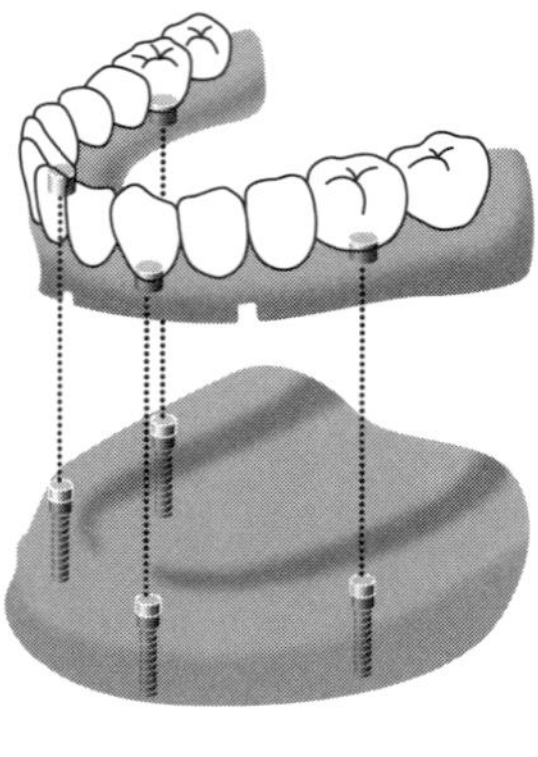

ンプラント治療ができるようになってきました。

とはいえ、自由診療のみで値段が高いこともあり、まだ入れ歯やブリッジほど普及はしていません。

30年以上インプラント治療を手掛けてきた河津寛・明海大学歯学部臨床教授（日本顎咬合学会監事）によると、**インプラントは適切な治療とメンテナンスを行えば、20年以上もち、中には30年以上もっている人もいて、耐久性、安全性も高い**ということです。

ただし、安全とはいえ、インプラントはあごの骨に小さな穴をあける手術を伴います。清潔で設備の整ったところで行うべきです。

歯科医の技術力、インプラントの材質などによっても、どれだけもつかに差が出ます。十分な経験がある歯科医を選ぶと安心です。

また、事前に歯や骨の状態、全身の健康状態のチェックが不可欠です。

たとえば、重い糖尿病の人、高齢女性で骨粗鬆《こつそしょう》症の治療薬を飲んでいる人などは難しくなります。

「歯周病があれば、その治療も必要ですし、場合によってはできないこともあります。ただ、**歯周病が進行して、骨が薄くなっている人でも、骨を再生すれば可能**です」（河津先生）

歯を失って時間がたつと、歯を支えていた骨が吸収され、骨量が減少してしまいます。その場合、人工骨や骨の再生で骨を増やしてから行うということです。

術後の注意として、インプラントの周囲に炎症が起こるインプラント歯周炎があります。定期的なメンテナンスや口腔ケアを受けていないと起きやすくなります。また、咬み合わせが悪い場合や糖尿病などの持病があると、術後のトラブルが起きやすくなります。装着した後も、咬み合わせの調整が必要です。

インプラントを入れた後は、必ず定期的に歯科医を受診してください。それがインプラントを長持ちさせ、残っている他の歯を失わないための最善の方法です。術後の定期的メンテナンスをおざなりにしたり、健康状態をきちんとチェックしないままインプラント治療をしたりするクリニックは考えものです。信頼できる歯科医療機関での治療をおすすめします。

② 入れ歯

糖尿病などの全身疾患がある人、高齢で手術のリスクが高い人などは、入れ歯のほうが向いています。インプラントより時間がかかりませんし、手術の必要がありません。保険診療と自由診療があるので、予算に応じて選ぶことができます。

保険診療は入れ歯の材料がプラスチック（アクリル）製ですが、自由診療では異物感が少ないもの、味や温度変化がある程度わかるものなどさまざまな材質のものがあり、自分に合ったものを選ぶことができます。

最近では、柔らかい素材や薄い金属製、体になじむチタン製、唾液が通るメッシュプレートを用いたものなどがあります。

値段もさまざまですので、説明を十分受けてから決めるようにしましょう。

入れ歯はインプラントより、咬む力は劣るといわれています。入れ歯が合っていないと、この力はさらに低下します。

ただし、総入れ歯でも優れたものは咬む力が本物の歯と遜色ないものがあります。入れ歯も歯科医や歯科技工士の技術で違いが出るのです。

黒岩昭弘・日本顎咬合学会理事長は、「技術的な差によって、入れ歯が口に合わずしっかり咬めない例もあります。素材がいくら良くても、基本となる入れ歯の型どり、作成、調整がきちんとできていない入れ歯は満足に機能しません」と話しています。

歯をすべて失ってしまうと、歯があった時の元の咬み合わせもなくなり、下あごが不安定になります。総入れ歯を入れたら、咬み合わせを正しく再建する必要があるのです。

コラム④

下あごの骨の吸収で顔が変化

年をとるにつれ顔も年をとっていきます。しわやたるみ、人生体験などによって人の顔は変化していきますが、あごの骨の減少も「老け顔」の大きな原因です。

歯が抜けて咬まなくなると、歯を支えていた骨（歯槽骨）がやせてきます。専門的には骨吸収といいますが、骨吸収が起こるとあごが短くなります。

「骨吸収は上あごよりも下あごのほうが大きくなります。上あごは一定の期間吸収されると、それ以上は進まなくなります。ところが、下あごは歯を失った後、急激に進み、時間がたっても吸収は続きます」（黒岩先生）

下あごの骨吸収が進むと、顔の上下の高さが低くなります。すると、顔つきが変わって「老け顔」になってしまうのです。適切な入れ歯を入れれば顔の長さが元に戻り、顔も若返ります。

なお、骨吸収が進むと、歯槽骨がほとんどなくなってしまいます。入れ歯を支える「どて」がなくなるわけですから、入れ歯の装着も難しくなります。

それが不十分だと、顔が歪んでしまい、うまく咬めなくなります。

また、**入れ歯をつくったらそれで完了ではなく、定期的に咬み合わせの調整やメンテナンスが必要**になります。

つくった当初は合っていても、年数がたつと歯ぐきや歯槽骨（歯を支える骨）がやせたり、入れ歯に不具合が起きたりして合わなくなるからです。

長く使っていると奥歯がすり減ったり、前歯が割れたりすることもあります。入れ歯が合わなくなったり痛みが出たりすると、咬むことが難しくなりますので、我慢は禁物です。早めに歯科医を受診してください。

入れ歯をつくっても咬めない高齢者は少なくありません。

河原英雄先生は、咬めない入れ歯を調整して咬めるようにする治療を手掛けてきました。

最近では先生の指導を受けた歯科医たちが、全国の高齢者施設などで咬める治療を行っています。

その結果、入れ歯の調整で咬めるようになった症例が、報告されています。

そのひとつに入れ歯の咬み合わせが不安定だった70代の女性のケースがあります。

この方は、咬むと入れ歯が動いてしまうため、歯ごたえのあるものが咬めませんでした。

それが1時間ほどの入れ歯の調整で咬み合わせを安定させると、リンゴとピーナッツ、骨付きチキンなど、これまで食べられなかったものを食べられるようになったのです。

こういった調整で、入れ歯でも咬む力が強くなることが実証されました。もちろん、健康な歯の人には劣りますが、河原先生の計測では、**総入れ歯の人の咬む力は、かなり元に戻る可能性があります。**

たとえ歯を失ったとしても、それに代わる人工の歯があれば、それなりに健口は保つ

部分入れ歯とブリッジ

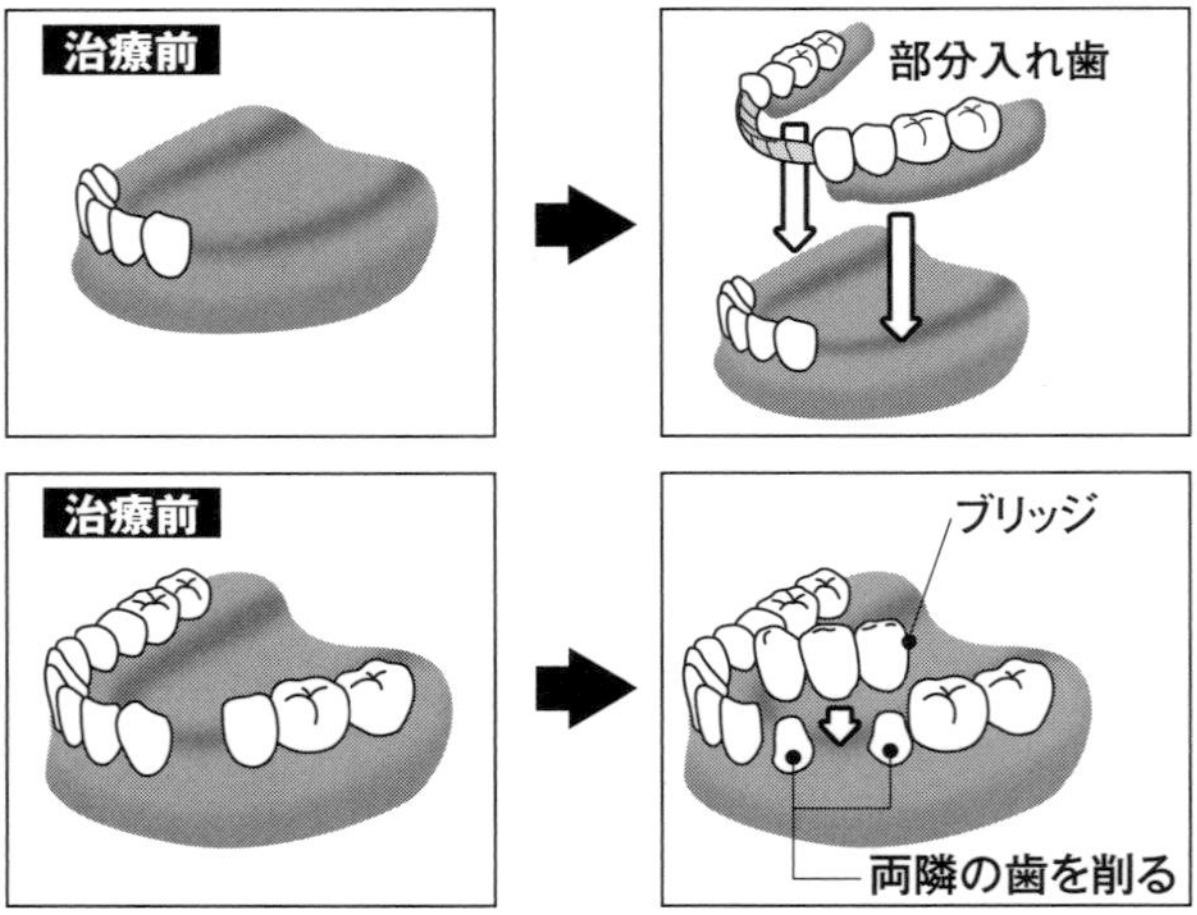

ことができるのです。

③　部分入れ歯とブリッジ

一部の歯を失った場合、部分入れ歯やブリッジの選択もあります。

55歳以上では半数以上の人が人工の歯を使っていますが、ブリッジがもっとも多く、部分入れ歯がそれに続きます。

前期高齢者（65～74歳）ではブリッジを使っている人は約50％、部分入れ歯が約35％です（2016年、厚労省「歯科疾患実態調査」）。

70代以上になると、ブリッジと入れ

歯の割合が逆転し、入れ歯のほうが多くなっていきます。

部分入れ歯もブリッジも、残っている歯に負担をかけてしまうというデメリットがあります。年月がたつと残っている歯がぐらぐらしてきて、もたなくなることもあります。

部分入れ歯の場合、残っている歯に金具をひっかけます。そのため、ひっかけられた歯に負担がかかり、歯の寿命を縮めてしまうのです。

ブリッジは失った歯の両隣の歯に橋を架けるようにして、人工の歯をつけます。

部分入れ歯が取り外せるのに対して、ブリッジはしっかりと固定されているので咬みやすく、見た目もより自然に見えます。

しかし、両隣の歯を削ってブリッジをつけるので、両側の歯も弱くなってしまうのです。

両方とも保険診療と自由診療がある点は、総入れ歯と同じです。

部分入れ歯の保険はプラスチック（アクリル）製ですが、自由診療は体になじむ金属などいくつも種類があります。

自由診療では歯にかける金具がないものもあります。

保険診療のブリッジの材料は硬質レジン（表面が白いプラスチックの金属）や金属（いわゆる銀歯）ですが、自費はより自然の歯に近いセラミックス、ハイブリッドセラミックスなどがあります。

入れ歯を清潔に保つポイント

入れ歯や部分入れ歯はきれいにしているつもりでも、気づかないところに汚れや細菌がついているものです。

黒岩先生によると、入れ歯の清掃は自己流で行っている人が多く、中には汚れが十分取れていないこともあるそうです。

また、熱湯消毒すれば除菌できるだろうと、熱い湯をかけたり湯につけたりする人もいるそうですが、これは避けてください。入れ歯は高温で変形することがあり、入れ歯が合わなくなる一因となります。

入れ歯の取り扱いや清掃のお役立ち情報をご紹介します。

1. 汚れがたまりやすい場所を、重点的に洗う。
総入れ歯――歯と歯の間、入れ歯の内側
部分入れ歯――歯と歯の間、歯にかける金属、特に縁の周辺

2. 部分入れ歯の場合は、入れ歯と残っている歯は別に洗う。

3．普通の歯ブラシより、入れ歯専用歯ブラシ、クラスプブラシの使用がおすすめ。歯ブラシではうまく落とせない金属や縁の部分の汚れが取りやすい。

4．入れ歯洗浄剤を使う。

市販の入れ歯洗浄剤には主に2タイプがある。殺菌力は強いが入れ歯を傷めやすいタイプ（次亜塩素酸・過酸化水素系）と、傷めにくいが殺菌力が劣るタイプ（酵素・生薬系）で、それぞれメリット・デメリットがある。

歯科医に相談して自分の入れ歯に合った洗浄剤を選ぶ。

5．入れ歯は高温で変形するため、洗浄は60℃以上の湯は使用しない。

（黒岩昭弘・日本顎咬合学会理事長、口腔衛生推進研修・公開講座資料より）

入れ歯は歯科技工士の技術なしではつくれない

歯科技工士は入れ歯やブリッジ、詰め物、矯正装置などをつくる専門職です。多くの患者さんにとって、歯科技工士はあまりなじみがないかもしれません。患者さんと直接対面することがないからです。

しかし、いい入れ歯やブリッジは歯科技工士の技術なくしては生まれません。いわば、歯科医の最強のパートナー、縁の下の力持ちといっていいでしょう。

前にも述べましたが、**しっかり咬める精巧な入れ歯は、歯科医と歯科技工士の技術なくしてはつくれない**のです。

入れ歯もブリッジも口の中に入れる人工臓器です。安全で性能の良い人工臓器をつくるには、それなりのコストがかかりますが、一部では海外から輸入した安い入れ歯などが使われています。

しかし、安全性や質の保証はできません。日本では歯科技工士資格がないとつくれませんし、材料などの規制があり安全性が確保されていますが、輸入したものはチェックができないのです。

また、最近では、3D装置でつくった入れ歯やブリッジが話題になっています。手軽にできるというメリットがあり、利用しているクリニックもありますが、精密な入れ歯は歯科技工士の手でないとつくれません。複雑で微妙な調整が必要なものは、歯科技工士と歯科医の連携がないとつくれないのです。

歯科技工士は、歯科医院や歯科技工所に就職することが多いのですが、個人で独立開業する人もいます。他の職業に転職する人も多く、歯科技工士の免許を持っていても、実際に歯科技工士として働いている人は3割程度です。

いまだに技工士の待遇や社会の理解が十分ではないことが、その背景にあります。

より多くの人に歯科技工士の役割の大きさを知ってもらいたいと思います。

食べられなかった高齢者を寝たきりから起き上がらせるのは、歯科技工士がつくった入れ歯です。

食べるための医療を支える歯科技工士の働きで、元気に回復する患者さんがたくさんいるのです。

第1章のポイント

- 幼児期から正しい食べ方を身につけるのが大事。よく咬める子どもは学習・運動能力が高い。
- むし歯になりやすい親知らずをチェックし、歯科医と相談して抜歯を。歯列矯正で咬み合わせを治せば肩こりや腰痛がなくなることも。
- 40代、50代から歯周病対策を始めれば、認知症を予防できる。
- 人工の歯でもしっかり咬めれば健康を保てる。インプラント、入れ歯、部分入れ歯、ブリッジはいずれも適切な治療とメンテナンスで耐久性を高められる。

第2章

口腔ケアで病気を遠ざけ健康を取り戻せる

歯がそろっていてなんでも咬んで食べることができる人は、歯周病やむし歯などで歯を失った人に比べ、元気で長生きできます。

歯科医療の現場で多くの患者さんを診てきた歯科医は、そのことをよく知っています。もちろん、それを裏付ける調査や研究もたくさんあって、このことは医学的常識になりつつあります。

この章では、病気を予防したり改善したりするためには口の健康を維持することが重要であること、そのために必要な対策や予防法などを中心に述べていきます。

特に、健口の基本となる専門的な口腔ケアについて、その効用などをご紹介します。

口の中が不健康、たとえば歯周病やむし歯があると、さまざまな病気のリスクが高くなり、インフルエンザや新型コロナなどの感染症にかかりやすくなることもよく知られています。特に、高齢者の肺炎は、死に直結するため侮れません。

病気や感染症だけでなく、歯を失って咬めないと、転びやすくもなります。高齢者は転倒がもとで要介護になり、寝たきり状態になりやすいのです。

では、なぜ、むし歯や歯周病が、全身に悪影響を与えるのでしょうか？

私たちは食べ物を口から入れ、消化、吸収してエネルギーとすることで生きています。口から肛門までの、一本の消化管が私たちの生命活動の源といっていいでしょう。生きるための入り口である**口の中には約７００種類もの口腔内微生物（細菌や真菌）が棲んでいます**。その中には歯や歯ぐきに悪さをする「悪玉菌」も棲んでいて、むし歯や歯周病はそれぞれの原因となる細菌の感染で起こる感染症なのです。

これらの細菌は唾液とともに肺や喉に入り、あるいは血液によって肺や心臓、血管、脳など、体全身に運ばれ、悪影響を及ぼすのです。

「悪玉菌」が口の中のトラブルを引き起こす

口腔内に棲んでいる細菌や真菌などは集団をつくっています。これを微生物叢《そう》(細菌叢)といい、口腔(オーラル)フローラとも呼ばれています。

細菌や真菌のすべてが悪さをするわけではありませんが、**「悪玉菌」が増え細菌のバランスが崩れると、むし歯や歯周病をはじめとする口の中のトラブルを引き起こします。**

細菌叢の一部はぬるぬるした糊状の層となって歯や歯ぐき、歯と歯ぐきの間の溝(歯周ポケット)についています。これをバイオフィルムといい、歯垢《しこう》(プラーク)もそのひとつです。

その中には、連鎖球菌や嫌気性菌、ミュータンス菌などが棲んでいます。歯表面や歯肉、歯周ポケット、舌、喉頭などに棲息し、簡単には取り除けません。

自分で歯磨きしても、歯周ポケットの中に入り込んだものや歯石となったものは取れ

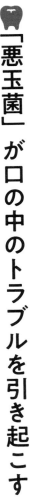

ないのです。

バイオフィルムを放置すると、体に悪影響を与える毒素を出して歯ぐきに炎症を起こします。それが歯周病です。

むし歯の原因菌は親から子どもに感染する

むし歯の主な原因となるのは、ミュータンス菌（以下、むし歯菌）です。この菌が口の中に感染し増加して、歯の表面のエナメル質を溶かし、むし歯をつくります。もし、この菌に感染していなければ、甘いものを食べてもむし歯はできません。

むし歯菌は乳幼児の時に、母親や家族から感染します。**70％は母親から、残りの30％は父親や祖父母など身近な人から**といわれています。

感染したむし歯菌は、離乳食が始まる6～8カ月ごろから、急速に増え始めます。ちょうど最初の乳歯が生え始める時期にあたります。そして、だいたい1歳半くらいまでに、口に定着するといわれています。

子どもや孫がかわいいからといって、口移しで食べ物を与える人がいるかもしれませんが、それは控えてください。

というのも、唾液の中にはむし歯菌も含まれていて、大人が口移しで食べ物を与えたり、大人が使ったスプーンや箸で食事を与えたり、あるいはキスなどをしたりすると、**唾液を介してむし歯菌が子どもにうつっていく**からです。

ただし、むし歯菌の感染力はそれほど高くありません。周囲の家族が大量のむし歯菌を持っていて、何回も口移しを繰り返すことで、感染します。

ですから、**両親にむし歯がない家庭では、両親から子どもにむし歯の原因菌が感染しないため、子どもがむし歯になりにくい**といえます。

コラム⑤

体の中で一番汚い臓器は？

体の中で一番汚れている臓器はどこだと思いますか？

多くの人は、食べたものの出口、大腸や肛門を思い浮かべるかもしれません。

ところが、「口の中は体の中で一番汚い臓器」といわれているのです（「日常診療における口腔ケアの意義」『日本医師会雑誌』144巻第3号、2015）。

出口よりも入り口、口の中のほうが細菌が多いということです。朝起きた時の口の中にはスプーン１杯分の大便に相当する細菌がいるともいわれています。

朝の歯磨きは、夜眠っている時にたまった細菌の量を減らすことが目的です。細菌量を減らすためには、夜寝る前に口の中を清潔にしておくことも大切です。

口の中の細菌を減らすためには、夜寝る前と朝起きた時に、「ぶくぶくうがい」（口に水を含んでぶくぶくする）をおすすめします。

「歯周病は万病のもと」という新常識

歯周病の原因となる細菌は何種類もありますが、主なものとしては、歯周病嫌気性菌、カンジダ菌、口腔トリコモナス原虫、歯肉アメーバなどがあります。

これらの病原体（以下、歯周病菌）は、歯と歯ぐきのすき間などにプラークという細菌のかたまりをつくり、歯ぐきに炎症を起こします。

これが歯周病の始まりですが、**歯周病菌が増え炎症が続くと、細菌やサイトカイン（炎症によって産みだされた物質）が血液やリンパ球によって肺や心臓をはじめとした、体のいたるところに運ばれます**。また、血管内にかたまりをつくることもあります。

全身に運ばれた歯周病菌は、血管やさまざまな臓器、組織に悪影響を及ぼすことが明らかになってきました。

よく「風邪は万病のもと」といわれますが、**「歯周病は万病のもと」といえるくらい**

さまざまな病気の引き金になったり、悪化させたりすると考えられています。

米国では1990年代から、歯周病と心臓病との関連が指摘されており、98年には、米国歯周病学会が「歯周病は循環器系の病気や糖尿病、低体重児出産の大きな危険因子になっている」と発表し、大きな話題になりました。

米国人の死因トップは心臓病ですから、米国民にとって、この発表は切実な問題ととらえられたのです。そして、「フロス・オア・ダイ（フロスか死か）？」という国を挙げての「健口」キャンペーンが展開されました。

その意味は、**「歯間清掃をして口の中をきれいにするか、それともしないで死を招くか」**と、歯周病予防を呼びかけるものでした。

しかし、日本でこのことが一般に知られるようになったのは、最近のことです。米国で話題になっていたころ、日本では、歯周病は口の中だけの病気と思われていました。多くの専門家も糖尿病との関連はあっても、全身の病気と関係するとは考えていません

第18回 日本顎咬合学会学術大会の様子

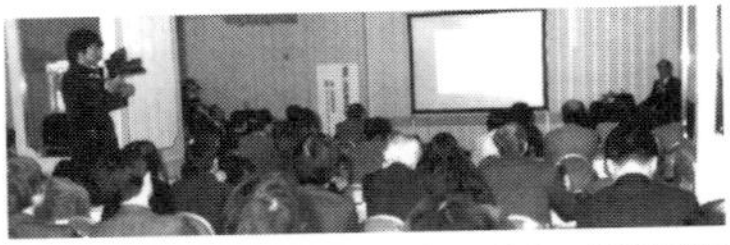

「歯周病と全身的な重大疾患に関する記者説明会」（2000年2月24日、銀座東急ホテル2階）マイケル・ニューマン氏の講演

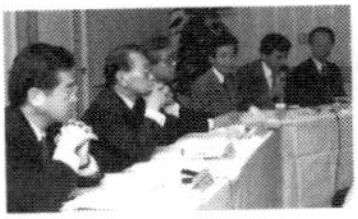

質疑に応じる左から宮田隆、矢澤一浩、小林和一、上村恭弘、河原英雄、菅野博康の各氏

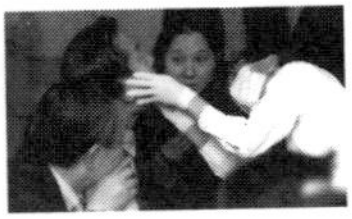

記者会見会場にてプラークを採取。このあとに、菌の顕微鏡像を映写した

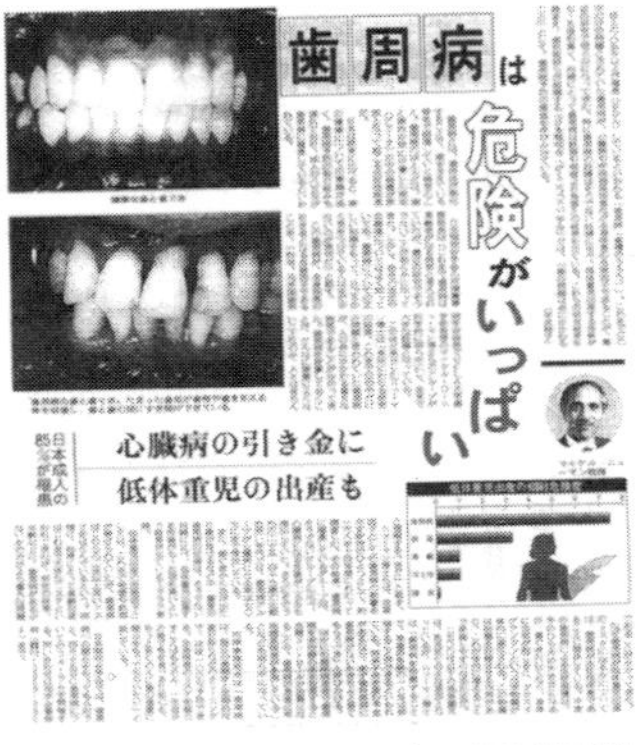

歯周病は危険がいっぱい

心臓病の引き金に

低体重児の出産も

報道例：産経新聞2000 年3 月8 日朝刊

でした。

それがメディアなどで取り上げられるようになったのは2000年以降。きっかけは、2000年に開催された「第18回日本顎咬合学会学術大会」公開フォーラムでの講演でした。

米国の専門家を招いた講演（「ブラッシングか死か　歯周病と全身の関わり」）で、歯周病は心筋梗塞や肺炎、脳疾患、早産などのリスクを高めることを報告したのです。

この講演内容が端緒となり、**歯周病が糖尿病だけでなく、心臓病や脳疾患などに深く関係している**ことを、多くの人が知るようになったのです。

歯周病菌が全身に悪影響を及ぼす

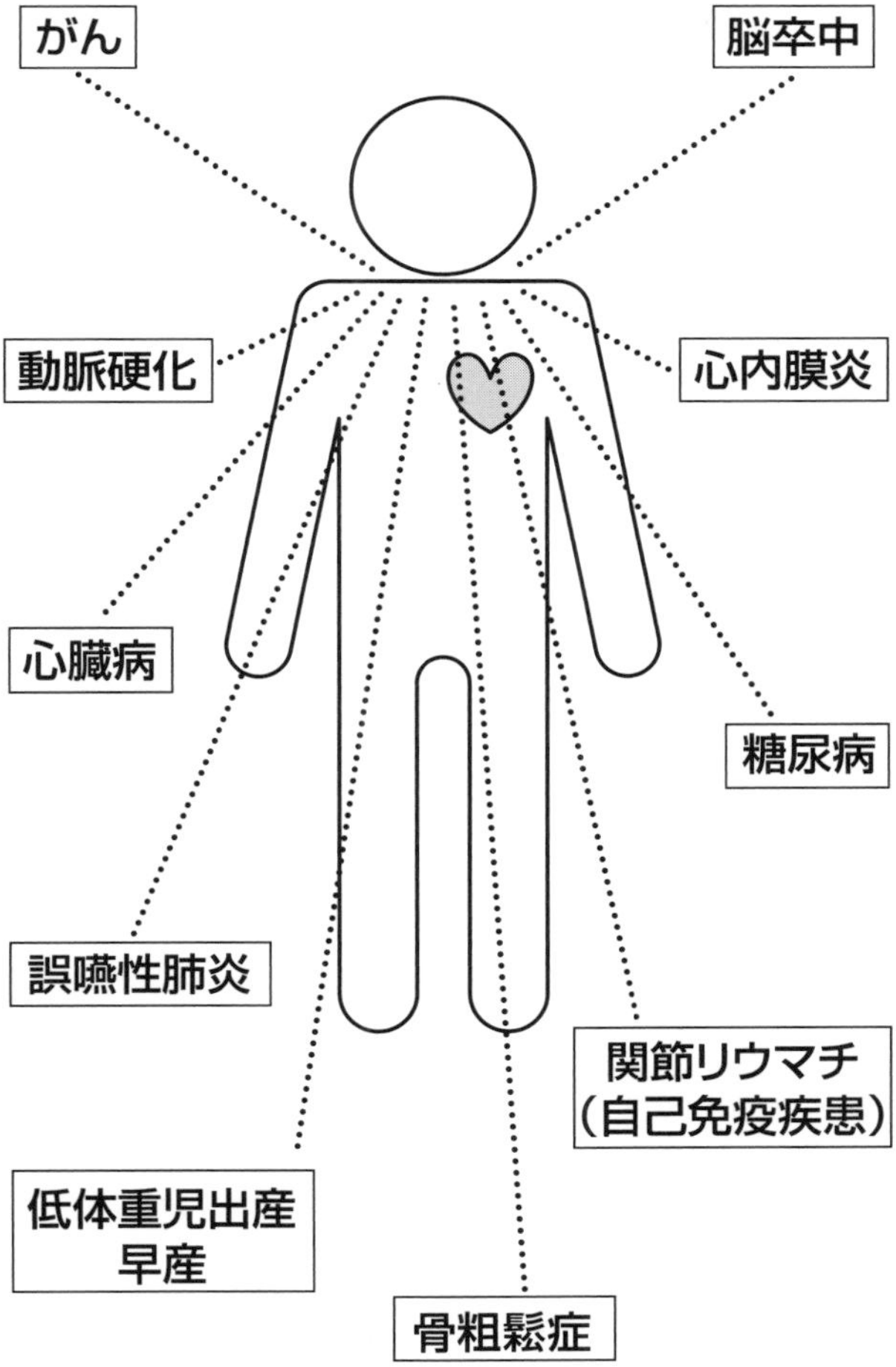

最近では、テレビや新聞でも「歯周病と全身の病気」を取り上げる機会が増えていますが、この20年ほどで、さらに多くの研究や報告が行われており、「歯周病は万病のもと」といった新しい常識ができつつあります。

これは歯科だけではなく医療や介護の分野でも、知られるようになっています。

歯周病研究で世界的に著名なロイ・C・ペイジ博士（元ワシントン大学歯学部副学部長）によると、**口の中の細菌やウイルスを定期的に取り除いて清潔にしていれば、むし歯や歯周病はまれな病気になる**ということです。

つまり、万病のもとであるむし歯や歯周病は、避けられない病気や治らない病気ではなく、口の中を徹底的にきれいにしていれば、予防できるということなのです。

口の中をきれいにすると感染症にかかりにくい

世界的なパンデミックになった新型コロナウイルス感染症で亡くなった人の多くが高齢者です。

また、インフルエンザでは毎年3000人以上の人が死亡し、インフルエンザ関連の死亡は1万人を超えると推定されています（2018年、厚労省調査）。

新型コロナウイルスやインフルエンザウイルスによる肺炎は、歯周病があると重症化し、重い肺炎に進みやすいことがわかってきました。

ところが、**専門家の口腔ケアで口の中をきれいにすると、ウイルスや細菌による感染症にかかりにくくなり、肺炎による死亡も減少する**ことがわかってきました。

新型コロナウイルス感染症は長期化するといわれています。コロナとともに生きる「ｗｉｔｈコロナ」時代をどう生きるかを考えなければならない時代といえます。

僻地医療を支援する地域医療振興協会ヘルスプロモーション研究センターでは、「コロナに負けない！新型コロナ長期戦に向けた心と体づくり」という教材を作成しました。内容は「ｗｉｔｈコロナ」生活での具体的な健康法の紹介です。

高齢者向けのポイントとして、運動、食事、口腔ケア、心の健康の４テーマがあげられています。センターでは、これらは科学的知見に基づいて作成したそうです。

高齢者が免疫力を保ちながら、心身共に健康でいるためには、感染症対策、生活習慣病とフレイル（虚弱状態）の発症・重症化予防が重要だということです。

誤嚥性肺炎予防のために、毎食後、寝る前に歯磨きなどの口腔ケアが大切と紹介されています。

口腔ケアが誤嚥性肺炎や感染症、生活習慣病、認知症などの予防につながることが、広く理解されてきたのです。

ただ、口腔の専門家からいえば、普通の口腔ケアだけでは不十分です。毎日、自分で行う口腔ケアに加え、**歯科衛生士による専門的口腔ケアを行うことでインフルエンザや誤嚥性肺炎を減らすことができる**のです。

最強の誤嚥性肺炎予防は専門的口腔ケア

専門的口腔ケアは誤嚥性肺炎予防に威力を発揮します。

このことが世界で最初に実証されたのは、１９９９年のことです。

静岡県の歯科医師、米山武義・米山歯科クリニック院長と佐々木秀忠・東北大学医学

グラフ3　継続した口腔ケアは肺炎を減少させる

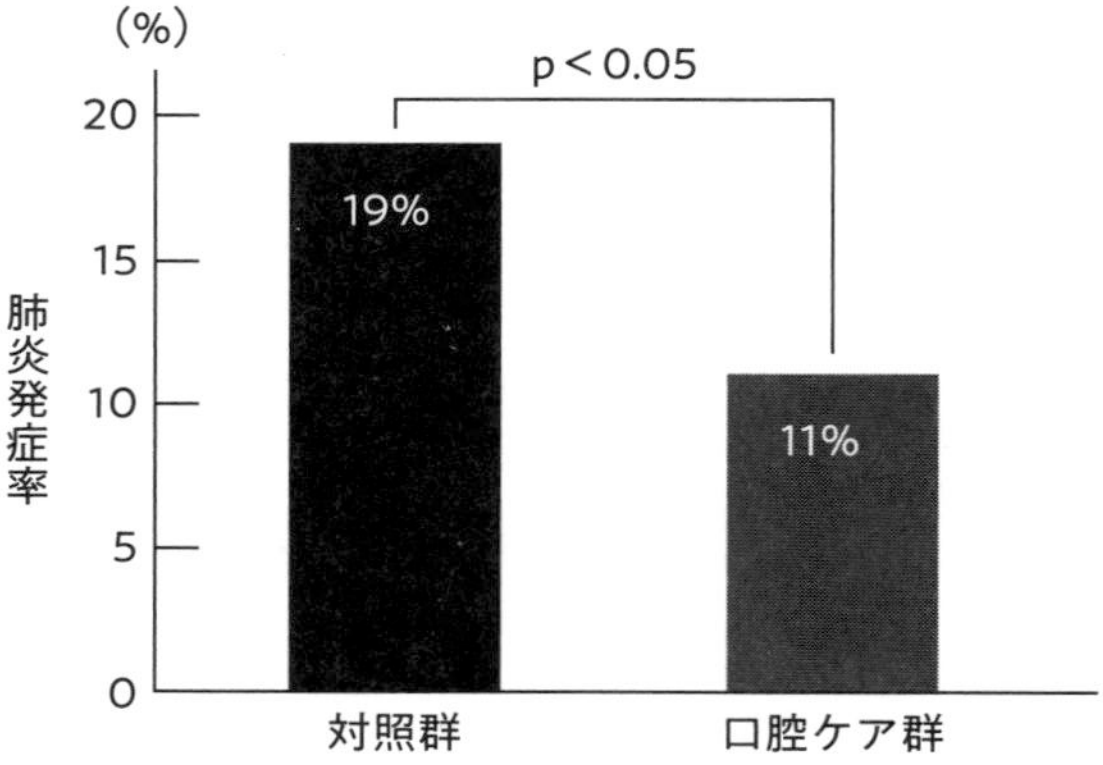

部教授（当時）らの研究論文が、世界的に権威のある医学雑誌「ランセット」で発表されました（「ランセット」354巻、9177号、1999年7月）。

この論文で、**専門的口腔ケアで高齢者の肺炎が40%近く減少する**ことを明らかにしたのです（グラフ3）。

米山先生たちは、全国11カ所の高齢者施設で、2年間にわたり普段の歯磨きに加え、週1回の歯科医や歯科衛生士による口の中のチェックと専門的口腔ケアを行いました。

その結果、**専門的口腔ケアを行うと、肺炎が減少し、かかっても軽くてすみ、死亡者がほぼ半減**したのです。

それだけではなく、認知症の進行が抑えられた高齢者もいました。

特別な治療や薬を使ったわけではなく、口の中をきれいにしただけで、大きな効果があったのです。

実は、実際に患者さんを診ている歯科医や歯科衛生士は、歯周病やむし歯を治し、口腔ケアで口の中をきれいにすると、風邪をひきにくく健康になることを体験していたのです。

誤嚥性肺炎を繰り返す高齢者が、訪問診療で入れ歯の洗浄と口腔ケアを行ったところ、誤嚥性肺炎が減少し、食欲が出てみるみる元気になっていったという報告も、歯科医療現場からたくさん届いています。

それがこの論文で裏付けられたのです。

その後も、多くの病院や施設で同様の効果を示す報告が続き、今や誤嚥性肺炎予防の専門的口腔ケアは当たり前となっています。

保険でも一定の条件を満たせば、専門的口腔ケアが受けられるようになりました。高齢者を自宅で介護している場合でも、訪問診療で口腔ケアを受けることができます。

また、**水不足や医療が手薄になる震災時には、普段の生活ができず、歯磨きが十分できないことがあるため、口の中が汚れ、細菌が増えるなどして高齢者の誤嚥性肺炎やインフルエンザなどの感染症が増えます。**

避難所で多くのお年寄りが肺炎で亡くなってきましたが、その多くは誤嚥性肺炎だったと思われます。これらを予防することが急務となります。

最近では、**被災地に歯科医や歯科衛生士などが入り、口の中を清潔にして、きちんと咬んで食べられるようサポートする**ようになりました。

うがいや正しい歯磨き、義歯の洗浄などの口腔ケアを徹底させることで、誤嚥性肺炎の発症率を減らす対策を行っています。

個人でできることとしては、災害時の緊急持ち出し袋の中に、歯ブラシや洗口剤などを入れておくことをおすすめします。

専門的口腔ケアとは何なのか

口の中を清潔にし、きちんと咬めるようにする。その結果、患者さんが健康になる。これが口腔ケアの目的です。

歯磨きやフロスなど自分でできる口腔ケアから、歯科医や歯科衛生士が行う専門的な口腔ケアまでありますが、ここでは主に専門的な口腔ケアを中心に述べたいと思います。

専門的な口腔ケアは、ブラッシングや歯石除去、歯肉マッサージ、唾液を出すための唾液腺マッサージ、口内炎などの治療、入れ歯などの調整、咬んで食べるトレーニング、場合によっては食事の指導なども含まれます。

咬んで飲みこむ（咀嚼）能力が低下している人には、舌や頬の内側、上あごなどを刺激して、飲み込む力を引き出すのがコツ。軟らかい歯ブラシで歯ぐき、頬の内側をこする、舌をスプーンでつつくなど。こういった刺激が誤嚥予防にもなります。

口腔ケアは食後に3回が基本。口の中の乾燥はむせる原因になるため、乾燥が激しい場合は、保湿剤を口内に塗ります。

汚れが取れにくい時には、特殊な研磨ペーストを使って、専用の回転ブラシなどで除去するＰＭＴＣ（Professional Mechanical Tooth Cleaning）という方法もあります。

歯並びの悪い人、親知らずのある人、ブリッジや部分入れ歯、矯正器具をつけている人などは汚れがたまりやすくなり、毎日の歯磨きだけでは、汚れが十分落とせません。中には忙しくてていねいに歯ブラシができない、磨いているつもりでも歯肉炎が起きる、むし歯ができてしまうという人もいます。

そんな場合には、PMTCがおすすめです。

これは3カ月に一度程度、定期的に行うと、むし歯や歯周病の予防効果が高くなります。

体力や免疫力が低下している場合には、できれば専門的な口腔ケアを受けることをおすすめします。

歯がまったくない人、上体を起こせない人、頭が動かせない人、経管栄養を行っている人、気管切開をしている人に対しても、可能な限り口腔ケアを行います。

高齢者は睡眠中に誤嚥を起こしやすいため、就寝前に口腔内の細菌を少なくすることが大切になります。特に、脳卒中や神経障害で飲み込む力が低下し、むせが起こりやすい場合には、口腔ケアがさらに重要になってきます。

介護施設や病院では、専門的口腔ケアを行うところが増えていますが、家庭では歯科衛生士に教えてもらい、正しい口腔ケアを行うことが大切です。

間違った方法（強く磨き過ぎる、横磨きなど）だと汚れを十分落とせないだけでなく、口の中を傷つけることもあるからです。

基本的な歯磨き方法は、歯ブラシを軽く持ち、歯と歯肉の間で45度の角度で当てることです。ごしごしこすらず軽く小刻みに20回程度動かします。

特に歯垢がつきやすい歯と歯ぐきのさかい目などをていねいに磨いてください。

歯がない場合にも、歯ブラシで歯ぐきをマッサージします。**マッサージをするだけで口腔内粘膜が刺激されて脳が活性化し、口腔内の血行も良くなっていきます**。

最近では、電動歯ブラシを使う人が増えていますが、電動歯ブラシをうまく利用すると、汚れを効果的に落とせます。

「手で磨くことにこだわる必要はありません。**性能の良い電動歯ブラシは手で磨くより効率的できれいに細菌を落とすことができます**」（河津寛・日本顎咬合学会監事）

また、高齢者は舌に白い苔《こけ》のようなものがたくさんつくことがあります。これは舌苔《ぜったい》といって、カンジダ菌などの細菌や食べかすなどがたまったものですが、唾液が減り、免疫力が低下するとつきやすくなります。

たくさんついている場合には、舌苔を取り除く必要があります。

その場合、あまり強くこすると傷がつき出血することもあります。歯科衛生士などのプロに任せると安心です。

コラム⑥

歯磨きは細菌の量を減らすため

厚生労働省の調査（2016年「歯科疾患実態調査」）によると、毎日歯を磨く人は95.3%ですから、日本人のほとんどは最低1日1回、歯を磨いていることになります。さらに、1日2回以上磨いている人は77%います。

ところが、20歳以上の90%以上がむし歯にかかった経験があり、70～80%が歯周病（歯肉炎も含める）といわれています。

その大きな理由のひとつが、歯磨きの目的を勘違いしているからです。多くの人は、歯を磨くのは食事でついた汚れ（食べかす）をとればいい、だから食後に磨けばいいと考えているのではないでしょうか？

しかし、歯磨きは食べかすをとるだけではなく、「口の中の細菌を減らすため」にするのがさらに重要な目的です。

口の中の細菌は、夜間眠っている間に増え、朝起きた時にもっとも多くなっています。細菌を減らすためには、起床してすぐ、さらに、就寝前の歯磨きが重要なのです。

朝は夜間に増えた細菌を減らすため、また、夜は寝ている間に増える細菌の量を減らすための歯磨きです。時間をかけてしっかり磨いてください。歯ブラシだけではなく、歯間ブラシも使うことがポイントです。

特に、高齢者は就寝中の誤嚥性肺炎を予防するためにも、寝る前のケアが重要になります。入れ歯の清掃も忘れないようにしてください。

インフルエンザの発症率が87％減少した

口腔ケアはインフルエンザ予防にも効果的であることがわかってきました。

口腔ケアでインフルエンザが激減する例がたくさん報告されているのです。

たとえば、奈良県の介護福祉施設では、**歯科衛生士がブラッシング指導や舌磨きを行い、インフルエンザ発症率が10分の1に激減**しました。

また、東京都府中市の介護施設では、**歯科衛生士が週1回、口腔ケアや歯のクリーニングを実施したところ、インフルエンザの発症率が87％、風邪の発症率も24％減少**しました。

子どもたちに対する効果も、10年以上前に東京都杉並区で実証されています。区内の**小学校モデル校2校で給食後に歯磨きを行ったところ、実施しなかった学校と比べてイ**

ンフルエンザでの学級閉鎖が減少したのです。

インフルエンザは毎年流行し、高齢者だけでなく子どもたちもインフルエンザ脳症などで亡くなることがあります。２０１８年には10歳未満の子どもが19人も死亡しています（厚労省統計）。

ちなみに、新型コロナウイルス感染症では、子どもは重症化せず、死亡もほとんどありません。子どもにとってインフルエンザは、新型コロナよりも注意しなければいけない感染症なのです。

予防にはワクチンや手洗いがありますが、そこに口腔ケアをプラスすると、その効果はいっそう高まります。

逆に、**口の中が汚れていたり歯周病があったりすると、インフルエンザにかかりやすくなる**のです。

というのも、**口の中の細菌はインフルエンザウイルスが粘膜に侵入するのを助ける酵**

素を出すからです。細菌が増加すれば、ウイルスも細胞内に侵入しやすくなり、感染しやすくなるのです。

それに加え、**歯周病で歯ぐきに炎症が起きていると、より侵入しやすくなります**。

口の中を常に健康に保っていれば、インフルエンザや風邪にかかりにくいといえるのです。

世界中で多くの感染者や死者を出している新型コロナウイルスにも、このことは共通するといわれています。

新型のため、まだわからないことは多いのですが、英国やドイツでの研究では、歯周病が新型コロナウイルスに感染しやすくし、悪化させる可能性があると報告されています。

また、口の中の衛生状態が悪いと合併症のリスクが高くなるという報告もあります（「カリフォルニア州歯科医師会雑誌」２０２０年10月号）。

歯周病菌をはじめとする口の中の病原菌が新型コロナの感染リスクを高めていると考

えられるのです。

マスク、手洗いなどに口腔ケアを追加して口の中の細菌を減らせば、新型コロナの感染予防につながると思われます。

最近、市区町村でも「歯周病予防や口腔ケアで感染症予防をしましょう」といった呼びかけをするところが増えてきました。

自治体の広報誌などにも、同様の健康情報が掲載されるようになっています。

ワクチンや治療薬も重要ですが、それだけではなく毎日の生活の中で自分ができる対策も必要です。毎日の歯磨きに加え、歯科医院での定期的な口腔ケアをおすすめします。

ワクチンと口腔ケアで予防効果はさらに高まる

高齢者のインフルエンザ死亡率は高く、約8割が65歳以上といわれています（厚労省「人口動態統計」など）。

高齢者はいくつもの病気を抱えています。それがインフルエンザや新型コロナ肺炎の重症化につながっています。

また、インフルエンザが持病を悪化させることもあるのです。

高齢者には予防のためにインフルエンザワクチン接種がすすめられていますが、10０％予防できるわけではありません。発病を防ぐのは約45％、死亡を防ぐのは約80％ということです（厚生科学研究班「インフルエンザワクチンの効果に関する研究」報告）。

半分以上はワクチン接種をしてもインフルエンザにかかってしまいます（ただし、かかっても軽くすむため、ワクチン接種は必要といわれています）。

ワクチンだけでなく高齢者が定期的に口腔ケアを行えば、予防効果はさらに高まると思われます。

口腔ケアのもうひとつのいいところは、医療費がそれほどかからず、手軽に受けられ

る感染症予防という点です。

直接医療機関を受診できなくても、訪問診療も可能です。歯科医や歯科衛生士が直接自宅を訪問し、口の中のチェックや専門的口腔ケアなどを行います。

口腔ケアで入院期間が短くなった！

口腔ケアの重要性を認識する医師も増えています。

たとえば、がん治療に口腔ケアを取り入れて、治療成績を上げているがん専門病院もあります。

抗がん剤治療を行うと口内炎が起こりやすくなりますが、**事前に歯周病を治療し、専門的口腔ケアで口内や舌を清掃すると、口内炎が起きにくくなります**。もし起きても軽くてすむのです。

口内炎ができると、どうしても口から食べることができずに栄養が十分とれなくなります。低栄養は免疫力を落とし、回復も遅れてしまいます。

がんそのものに対する治療はうまくいっても、患者さんの体力や免疫力が低下して術後の感染症で亡くなることがあります。誤嚥性肺炎も起こしやすくなり、せっかく手術が成功しても亡くなるケースが少なくありません。

それを予防するために、歯周病治療や口腔ケアが大きな役割を果たしているのです。

米国では抗がん剤治療などの前に、歯科治療を行うことが一般的になっているそうです。

日米の歯科衛生士資格を持つ村上恵子・日本顎咬合学会歯科衛生士部会部員によると、**日本でもがん治療の前に、むし歯や歯周病治療、口腔ケアをするよう医師に指示されて来院する患者さんが増えている**そうです。

手術後に専門家による口腔ケアを行うと、早く退院できることも明らかになっています。

たとえば、千葉大学医学部附属病院では、実際に効果を検証しています。

消化器外科や心臓血管外科などで手術をした患者さんに、歯科医や歯科衛生士による専門的口腔ケアを行い、看護師などによる一般的な口腔ケアを行った患者さんと比較しました。

その結果、**歯科衛生士による専門的口腔ケアを行った患者さんのほうが入院期間が短くなった**のです。

消化器外科では13日、心臓血管外科では9・6日、血液内科（悪性リンパ腫）では65・4日も短くなりました。特に、悪性リンパ腫では入院期間が半分になっています。

肝機能の改善にも歯周病治療や口腔ケアが役立っているという研究結果が出ています。**肝炎（非アルコール性脂肪肝炎）患者の歯周病を治療したところ、3カ月後には肝機能の検査数値が正常になった**のです。

非アルコール性脂肪肝炎は、脂肪肝を放置しているとなりやすく、肝硬変、肝がんにまで進むこともあります。

肥満の人、見た目はそれほど太ってはいないが内臓肥満の人、肝機能検査のＡＳＴ、ＡＬＴ値が60を超える人は、脂肪肝の可能性が高くなります。

最大の原因は過食や肥満ですが、最近になり、歯周病も関係するのではないかといわれています。

というのも、この肝炎の患者の口腔内を調べると、**歯周病菌を持っている人が健康な人と比べて約３・９倍も多かった**のです。

ところが、**歯石除去や抗生物質で歯ぐきの炎症を抑えるなどの歯周病治療をすると、肝機能数値が正常になった**というわけです。

このように、口腔ケアで健口になると、さまざまな病気の治療にも役立つことが、医療現場でも理解されるようになってきたのです。

歯科衛生士は口腔ケアのプロフェッショナル

口腔ケアの重要な担い手が、歯科衛生士です。

口腔の清掃をするだけではなく、食べる、話せる口をつくるためには、不可欠な存在です。

歯科衛生士は歯科医の診断に基づき、専門的な口腔ケアなどを行います。

がん治療や認知症、脳梗塞後のリハビリなどでも、歯科衛生士の積極的なサポートで、患者さんの回復が早まり、治療効果が上がります。

終末期や緩和ケア医療の現場では、口の専門家である歯科医・歯科衛生士のニーズが非常に高いのです。

介護施設でも歯科衛生士が活躍しています。

特に、予防歯科での役割が大きく、歯科衛生士の専門的口腔ケアで、歯周病やむし歯が予防できます。患者さん一人一人の口の状態に応じたプロの技術で、予防効果は高まるのです。

また、歯科衛生士の視点で、患者さんの口の状態をチェックして、歯科医に伝えるのも大切な役目です。

歯科医には聞きづらいけれど、歯科衛生士さんなら聞きやすいという患者さんもいます。歯科衛生士の説明で患者さんの理解が深まることもあります。

高齢者の命を守るカギとなるのが、歯科衛生士なのです。

寝たきり患者が歩き出した！

口腔ケアは、寝たきり予防にもつながります。

口腔ケアを通じて、口の健康を取り戻すことで、体の衰えを抑制できることがわかってきたのです。

実際、多くの歯科医療者は、口腔ケアを続けて元気を取り戻す高齢の患者さんをたくさん見ています。

その中で、日本顎咬合学会の会員がかかわったケースを紹介します。

80歳の女性Aさんは、脳梗塞で倒れ、胃ろうをつけて以来、何年も口から食べない生活をしていました。ほぼ寝たきり状態でした。

歯はそろっていたものの、咬まないため唾液が出ず、口の中は乾いて汚れが目立っていました。こういった状態の高齢者によくある誤嚥性肺炎の経験もありました。

まず、口内を清潔にするために、歯科衛生士によるプロの口腔ケア、そして、歯科衛生士の指導を受けた家族による口腔ケアを徹底的に行いました。

そのうえで、咬むトレーニングを行いました。長い間咬んでいなかったため、咬むことを忘れていたからです。

方法は、歯にくっつかない医療用の硬いガムを咬むだけ。特殊な器具や薬を使ったわけではありません。

効果はすぐに現れました。まず、**無表情だったＡさんが、呼びかけに反応し、小さく頷いたり首を振ったりするようになったのです。まもなく、物の収納場所を思い出すなど記憶がよみがえってきました。**半年後、さらに驚くことが起こりました。

口から食べられなかったＡさんが、唐揚げをほぐして食べだしたのです。

その後も日を追うごとに回復し、体を起こして箸を使って食事ができ、１年後には車椅子で外出できるようになりました。

その後、歩行訓練を始め、２年後には家の中を歩けるようになったのです。

69歳の女性Ｂさんは急性心筋梗塞で入院し、寝たきり状態でした。口から食べられず経管栄養となり、誤嚥性肺炎も起こしていました。

ほとんど意識がなく、口の中が乾燥し、舌はカンジダ菌などの感染で変色し、ひび割れていました。

ところが、別の病院に転院し、口腔ケアで口の中や舌の汚れを取ると、唾液が出て乾燥がおさまってきました。

その後、入れ歯を装着し咬めるようになり、少しずつ介護食を開始。すると、**寝たきり状態だったBさんは、ベッドに体を起こして食事ができるようになった**のです。

２週間後には、ひとりで車椅子に乗り、歩行などのリハビリも開始。手すりにつかまって病院の廊下を歩けるまでに元気になりました。

２カ月後、退院。その２日後には海外旅行に出発できるまでになったのです。

Ｂさんの例は、咬んで栄養をとることが、生きる力を取り戻す最良の方法であることを証明してくれました。

また、寝たきり状態だった４カ月間は、経管栄養や点滴、誤嚥性肺炎の治療などで高額な医療費がかかっています。

それに対して、**口腔ケアやリハビリを行った2カ月間の医療費は10分の1以下**です。少ない医療費で驚異的な回復ができるのが、口腔ケアと咬む医療なのです。

「長期胃ろう」から食べる医療へ

口から食べられない人の栄養補給の手段として使われるのが胃ろうです。皮膚と胃に穴をあけ、チューブで胃に直接栄養を流し込む方法です。

胃ろうは医学的に必要な時には行うべきですが、病状が回復し、口から食べられる状態になれば、外すことができるものです。

本来はあくまで一時的な処置ですが、いったん胃ろうにすると、なかなか外せない「長期胃ろう」の人も中にはいます。

口から食べる訓練や口腔ケアが十分行われていないことも、胃ろうを外せない原因の

ひとつなのです。

日本では2000年ごろから普及し、今では25万～26万人が胃ろうをつけていると推計されています。以前は50万人近くが胃ろうをつけていましたが、ここ数年でその数は半減しました。

その背景には厚労省が胃ろうから〝口から食べる医療〟に方針転換したことがあります。

医学的に必要な場合にはつけますが、漫然とつけ続けるのではなく、口から食べられるような治療を優先したのです。

口から食べるほうが、患者さんが元気になり、医療費も安くすむからです。

リハビリテーション医療のパイオニアである竹内孝仁・国際医療福祉大学大学院特任教授（日本顎咬合学会相談役）は、口から食べる医療で、多くの高齢者が胃ろうから、普通の食事をとれるようになると話しています。

廃用症候群が次々に悪循環をつくり出していく

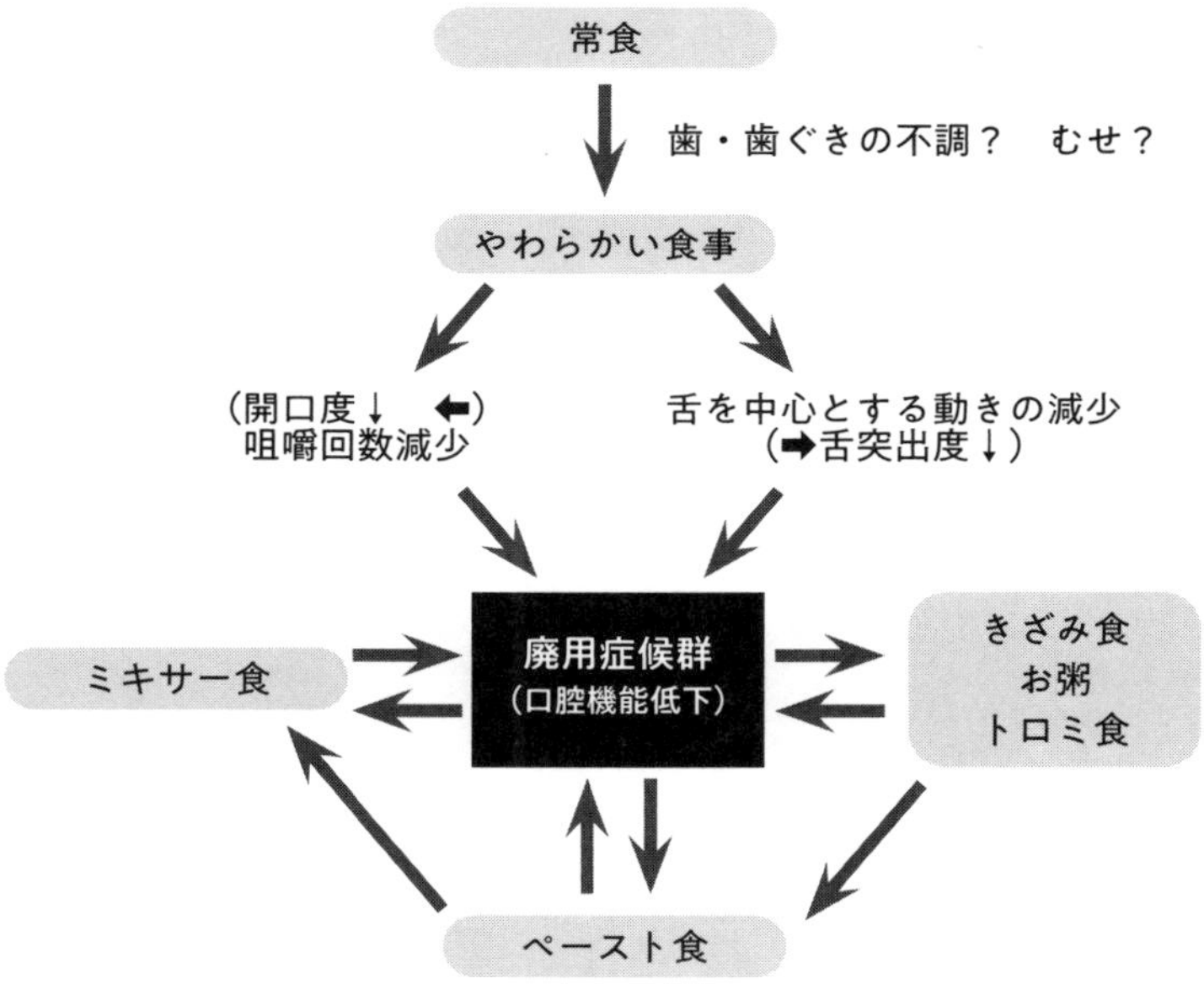

先生は、長年、脳卒中などで倒れ、寝たきりや歩行ができなくなった患者さんのリハビリに取り組んできました。その豊富な体験から、

「胃ろうを外す方法は、医学界ではまだ確立していません。しかし、**咬んで口から食べられるようになると、胃ろう歴が2年以内なら、1～2カ月で外すことができ、普通の食事がとれるようになる**。そして、胃ろう

を外す救世主は歯医者さんです」

と断言しています。

むせや飲み込みがうまくいかない高齢者は、どうしても流動食やミキサー食といったドロドロした食事になってしまいます。

しかし、先生の研究では、むしろ、**普通の食事を咬んで食べたほうが、むせが起きにくく、誤嚥もなくなることがわかった**そうです。

実際、十分な水分補給をし、食事の時に体を起こして自分で食べる、さらに、しっかり咬める義歯を使うことで、胃ろうから普通の食事に戻すことができた高齢者はたくさんいるのです。

たとえば、2年間胃ろうをつけていた人が、義歯を調整してしっかり咬めるようになると、4日後にカレーを食べたという例もありました。

胃ろうの人が元気になれば、介護や医療にかかる費用も減らせます。何よりも、これまで食べたくても食べられなかった人が、食べる楽しみを取り戻し、元気になっていくことが大切なのです。

口から普通の食事を食べることは、人間性の回復でもあるのです。

第2章のポイント

専門的口腔ケアでインフルエンザにも新型コロナ、誤嚥性肺炎にもかかりにくくなる。

口腔ケアは病気の治療に役立ち、入院期間も短くなる。しかも高額な医療費はかからない。

寝たきり高齢者が口腔ケアで元気になり、胃ろうを外して口から食べられるようになるケースも。

口腔ケアのプロである歯科衛生士が高齢者の命を守る。

第3章

きちんと咬めれば寿命はのびる

ここまで、歯周病やむし歯、歯の喪失は、病気になりやすく、寿命を縮めることを述べてきましたが、この章では、咬むことと健康の関係を考えていきます。

咬むことと健康には密接な関係があることが、さまざまな研究で明らかになってきました。

厚労省の研究では、失った歯が多く、うまく咬めないと、極端に健康状態が悪くなる上、寿命も短くなると報告されています（厚労省厚生科学研究班「口腔保健と全身的な健康状態の関係について」など＝グラフ4）。

2006年の調査では、**20本歯のある人と比べ、それ以下の男性の死亡は、なんと2・7倍**でした。

同様の研究はこれまでも、日本や海外でたくさん行われています。

ただし、歯を失っても長生きできます。

世界各国（イタリア、北欧諸国、ドイツ、米国、日本、中国など）の調査からも、歯が残ってい

グラフ4 歯の数が多いと長生きできる

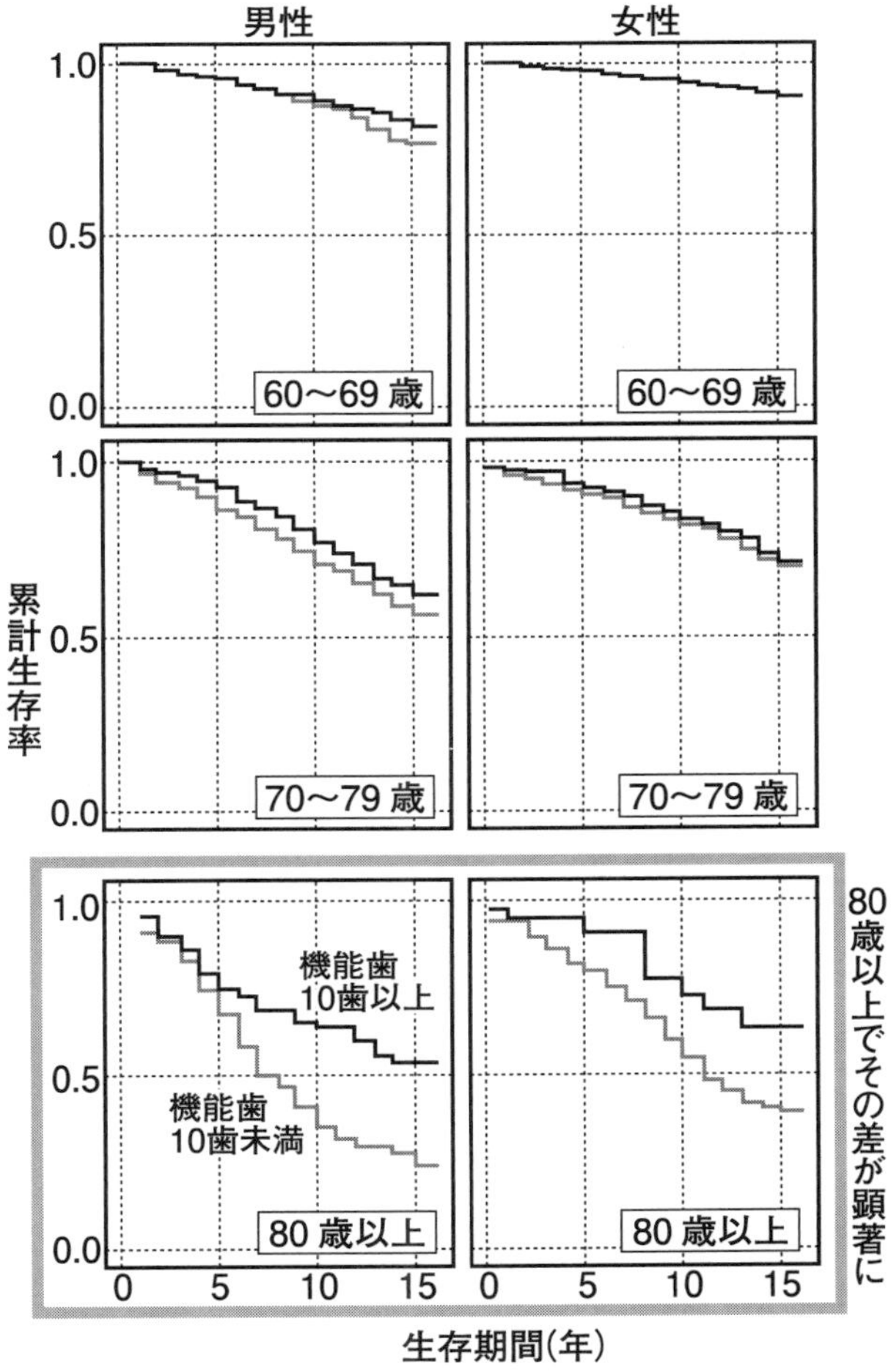

る人は寿命がのび、また、歯を失っても入れ歯などで咬めるようにすれば寿命がのびるという結果が出ています。

歯を失っても義歯やインプラントを使って咬めていれば、寿命はのびるのです。

きちんと咬んで食べられることが大切なのです。

歯が少ない高齢者や入れ歯の状態が悪い高齢者は、要介護や寝たきりになるリスクが高くなります。

咬めないと認知症になりやすいこともわかってきました。**歯がほとんどなく入れ歯も使わない「咬めない人」は、20本以上歯が残って「咬める人」に比べ、認知症のリスクが約2倍**になることも明らかになりました。

32年間で1万100人の認知症患者を診療してきた松本一生先生（松本診療所ものわすれクリニック院長）は、認知症の患者がしっかり咬めるようになると、進行がゆっくりになることを、実際の臨床経験に基づいて報告しています（2019年、第37回日本顎咬合学会学術大会公開フォーラム「認知症の在宅ケアと『咬む力・食べる力』との関係」)

松本先生は、歯科医と協力し認知症の患者さんを診療しています。その豊富な診療経験によると、**咬んで食べ、口腔ケアをしている患者さんは、認知症の進行を遅らせることができる**そうです。逆に、**咬める治療をあきらめた人は、認知症が急激に進行する**ということです。

咬めないと栄養が十分とれなくなり、特に高齢者では低栄養状態になりやすく、命にもかかわってくることがあります。

人間は咬めなくなると、みるみるうちに運動機能が低下していきます。入院して**入れ歯を外して咬めなくなったら、支えられないと歩行ができなくなる**高齢者も多いのです。

国の健康政策の中でも、咬むこと、咬んで食べることが推奨され、最近、多くの市区町村でも、咬む健康講座が開かれています。

さらに多くの人が咬むことや口の健康に関心を持てば、元気な高齢者が増えるはずです。

それは高齢者だけに限りません。子どもや若い人、中年にも当てはまります。子どもの頃から、しっかり咬む習慣をつけることが大切なのです。

歯を失うと心臓病、がん、肺炎になりやすい

歯を失って咬む力が弱くなると、さまざまな病気にかかりやすくなります。

歯の喪失と病気についてもたくさんの研究や調査が出されています。

たとえば、心臓病による死亡と歯の数との関連です。

歯の数が少ない人ほど、心臓病で死亡しやすいという調査があります。

歯が26本以上ある人とそれ以下の人を比べたスウェーデンの調査（２０１０年）では、

20〜25本の人は１・９４倍、15〜19本の人は３・１３倍、10〜14本は３・４１倍、10本未満は４・４１倍の死亡率でした。**歯が少なくなるほど、心臓病による死亡が増えていき、最大４倍以上も死亡リスクが高くなる**のです。

がんはどうでしょうか。

日本の調査では、**20本以上歯のある人に比べて、全く歯のない人は、胃がんと食道がんで１・４倍、がん全体ではなんと４・１倍も死亡**しています。

歯周病で歯を失うと大腸がんの発生リスクが高くなるという調査（「米国がん学会誌」２０２０年）もあり、歯を失った人は大腸がんの検査をしたほうがいいとすすめています。

こういった調査からも、歯を保つことは、がん予防につながるといえます。

肺炎による死亡数も、歯のない人ほど多くなります。

歯を失い咬めなくなると、誤嚥性肺炎になりやすいからです。

高齢者の肺炎死亡の多くが誤嚥性肺炎ですから、肺炎死亡が増えるわけです。

歯のない人が誤嚥性肺炎になりやすいのには理由があります。

咬めないと唾液が出ないため、口の中に細菌が繁殖しやすくなるのです。それに加え、飲み込む力も弱くなりますから、誤嚥を起こしやすいのです。

咬めなくなると唾液が減る

唾液の減少が大きいと、ドライマウスという状態になり、さまざまな口のトラブルが起きてきます。

症状が重くなると、舌や口がしびれたりして、うまく口が回らなくなってしまうこともありますし、口の中が傷ついたり口内炎ができたりもします。

もちろん、歯周病やむし歯にもなりやすく、さらに症状を悪化させます。

唾液の減少は、高齢者でなくとも起こります。ストレスや病気（シェーグレン症候群など）、薬の副作用（降圧剤、抗うつ剤、風邪薬などの一部）、糖尿病、更年期障害など、**子どもや若い人でも、ドライマウスに悩む人が増えている**のです。

唾液は咬まなくなると減少します。

口からものを食べられない高齢者は、経管栄養や胃ろうで栄養をとることになりますが、咬まないでいると唾液が少なくなり、口に細菌などが繁殖するのです。

口腔ケアをきちんと行っていない高齢者には、舌や口にカンジダ菌などがたくさんついて白くなっている人がいますが、これも唾液の減少が原因です。

私たちが普段あまり意識しない**「咬んで食べて唾液を出す」ということが、実は私たちの体を守る重要な役目を果たしている**のです。

イグノーベル賞を受賞した唾液の研究

唾液は「天然の抗生物質」といわれているくらいのすぐれものです。

唾液の研究もたくさん行われていますが、中でも有名なのが2019年のイグノーベル賞化学賞を受賞した渡部茂・明海大学保健医療学部教授らの研究です。

イグノーベル賞はノーベル賞のパロディとして創設され、ユーモアがあり科学的に優れたユニークな研究に贈られます。日本人がほぼ毎年受賞していることもあり、すっかりおなじみになりました。

渡部先生は口腔内環境が歯に与える影響について研究を続け、5歳児が1日に出す唾液量を調べた研究で、みごとイグノーベル賞を受賞されました。

ちなみに、前年のイグノーベル賞化学賞の受賞研究は「汚れ洗浄剤としてヒトの唾液はどれほど有効か?」で、これも唾液の効用についての研究です。

今や、唾液は世界的に注目されているのです。

渡部先生によると、これまで大人の1日の唾液量は1ℓから1・5ℓとわかっていましたが、子どもの唾液量はわかっていなかったそうです。

この研究で、子どもは1日500mℓの唾液を出すことが初めてわかったのです。

渡部先生は唾液について、「殺菌・抗菌・消化作用のある酵素などが含まれている」と話しています。

唾液は「天然の抗生物質」と呼ばれ、病原菌の繁殖を防いでくれるということです。

また、**免疫力を高めるラクトフェリンも多く含まれ、むし歯や歯周病、口内炎の予防につながっています**。

むし歯はごく初期の段階では、唾液によって回復することもわかっています。

そもそも、むし歯は歯の表面の硬いエナメル質を、むし歯菌が溶かすことで起こります。それがどんどん進むとエナメル質に穴があいてしまうのです。

その一方で、**溶かされたエナメル質が唾液により修復される**のです。これを再石灰化といい、唾液は歯を守る役目も担っています。

さらに、**唾液には食物中の発がん物質の毒性を抑え、老化の原因である活性酸素を減少させる作用がある**ともいわれています。

実際、ドライマウスで唾液が減少すると、活性酸素が6倍に増えたという実験もあります。

活性酸素が増えすぎると、細胞を傷つけ、老化を促進するといわれています。活性酸素を増やさないためにも、よく咬んで唾液をたくさん出すことです。

咬んで唾液を出すことは、手軽にできるアンチエイジングといえます。

なお、唾液を出す手軽な方法として、「ガムを咬むこと」がおすすめです。目安は、1日2回、1回20分程度です。

コラム⑦

むし歯予防で活躍するガム、タブレット

むし歯の原因菌を減らすには、口の中をきれいにする口腔ケアやブラッシングに加え、キシリトールやリン酸化オリゴ糖カルシウム（Pos-Ca）などが知られています。

キシリトールはむし歯の元であるミュータンス菌が酸をつくるのを防ぐとされ、北欧を中心に各国で予防効果が認められてきました。効果が明らかでないという研究も報告されています（コクラン、2015年、「Xylitol-containing products for preventing dental caries in children and adults」）が、歯科医院などではむし歯予防の一環として、キシリトールガムやキシリトール入りのタブレットをすすめることがあります。

ただし、市販されている商品では、キシリトールの含有量が少ないため、効果が不十分ですので、歯科医師や歯科衛生士に相談して選ぶことをおすすめします。

また、最近注目されているのが、リン酸化オリゴ糖カルシウムのガムやタブレットです。

むし歯の原因となる酸をつくらせない働きがあるだけでなく、初期のむし歯で柔らかくなった歯の硬さを元の状態に戻す働き（再石灰化）も確認されています（Journal of Dentistry、2016年、「White spot lesion remineralization by sugar-free chewing gum containing bio-available calcium and fluoride: A double-blind randomized controlled trial」）。

現在、世界7カ国で特許を取得しています。歯科医院だけでなく、市販されています。

咬まないと転びやすく、歩けなくなる

咬む力が弱くなると、転びやすくなります。

厚労省の研究班が愛知県の高齢者を追跡調査したところ、**歯がほとんどなく、入れ歯も入れていない人は、歯が20本以上ある人に比べて、転ぶリスクが2・5倍**も高くなりました（グラフ5）。

歯がなくとも入れ歯などを使用すれば、それほどリスクは高くなりません。

夜中に入れ歯を外したままトイレに行き、転んでしまうのも、咬み合わせが不安定となり体のバランスが崩れることが原因のひとつと考えられています。**寝る時には、入れ歯は外さないようにしましょう**。ただし、繰り返しますが、入れ歯は必ずきれいにしてから入れてください。

高齢者は年平均で10～20％の人が転倒します。そのうちの約10％が骨折します。

グラフ5 義歯を装着すれば転倒リスクが低くなる

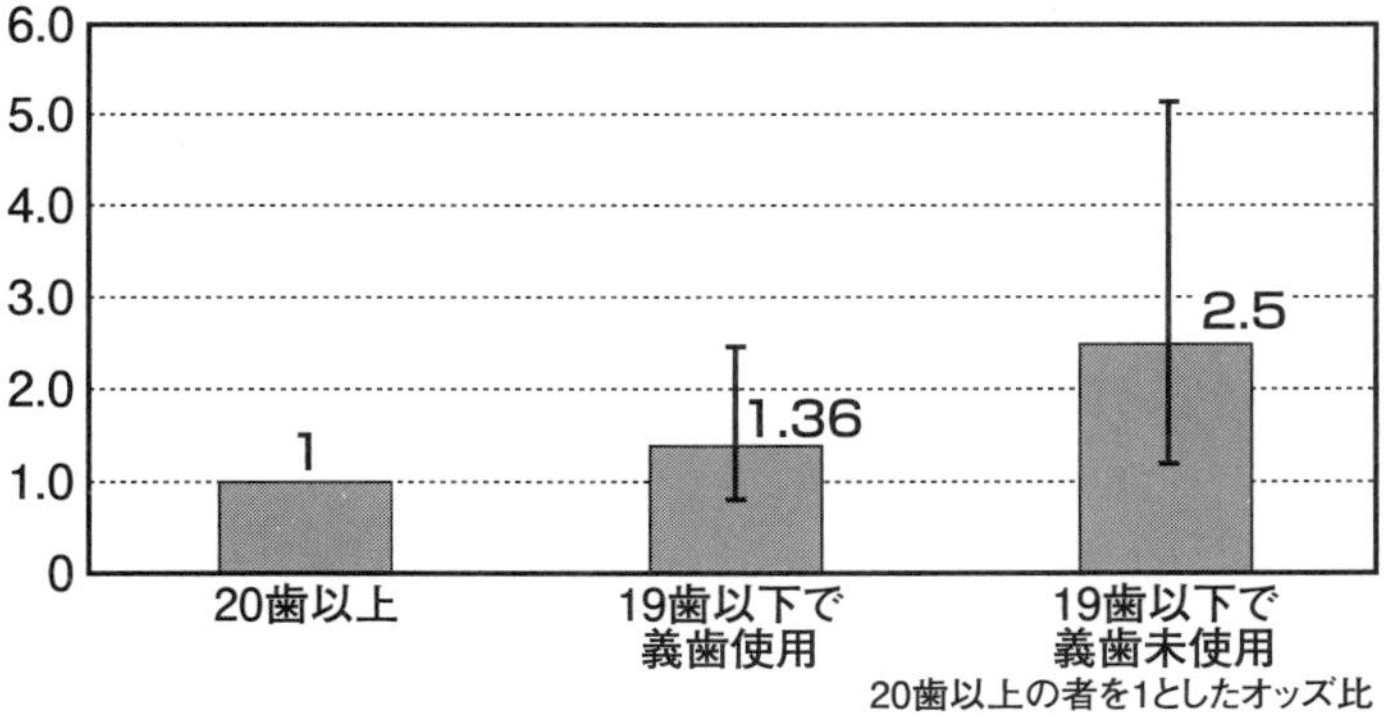

20歯以上の者を1としたオッズ比

山本龍生・神奈川歯科大学教授等の調査（厚生労働科学研究班）より

高齢者の場合、骨折、特に大腿骨を骨折すると、寝たきりになることが多いのです。骨粗鬆症の人はそのリスクがさらに高まるため、骨折はできるだけ避けたいものです。

転ばないためには運動も大切ですが、まず咬める口を保つことが重要です。

ロコモティブシンドロームやサルコペニア、フレイルという言葉をご存じでしょうか。

老年医学や整形外科の分野で使われていますが、いずれも要介護や寝たきりに直結する状態をいい、高齢者にとって切実な言葉です。

〈ロコモティブシンドローム（ロコモ）〉

ロコモティブシンドロームは、筋肉、骨、関節など体を動かすための器官がうまく働かなくなる状態をいいます。

たとえば、立ったり歩いたりする動作がうまくできない、家の中を普通に歩いていてつまずく、階段の上り下りが不自由、手すりにつかまらないと駅の階段を上れないなどです。

片足立ちで立ち上がれるかどうか、靴下がはけるかどうかも目安のひとつです。

高齢になると、このうちのほとんどが当てはまるという人も出てきますが、これを放置すると、歩けなくなり、いずれ要介護になる可能性が高くなります。

〈サルコペニア〉

サルコペニアは筋肉減弱症のことです。運動器官の中で、特に筋肉やその働きが弱まる状態をいいます。

ちょっと専門的になりますが、「筋肉量と筋力の減少に特徴づけられる症候群で、身体機能障害、ＱＯＬ（生活の質）低下、死亡リスクを伴う」というのが国際的な定義です。

簡単にいうと、**ロコモが骨や筋肉、サルコペニアは筋肉が弱くなる状態のこと**です。

筋肉量や筋力の低下は、高齢になると誰にでも起こります。特に、もともと筋肉量の少ない女性には、サルコペニアの人が多く見られます。

また、病気やけがで長期入院していると、筋肉が落ちてサルコペニアになりやすいのです。

全国の医師に新型コロナの影響で悪化した疾患を尋ねたところ、「高齢者の筋力低下」という答えがトップでした（「ｅヘルスケア」２０２０年６月、第４回新型コロナウイルス調査）。

巣ごもり生活で活動が減り、サルコペニアの高齢者が増加したと考えられています。

サルコペニアは栄養不足や運動不足でも起きやすくなるのです。

食べ物をしっかり咬んで食べられなくなると栄養不足となりますし、体を動かす意欲がわかず運動不足にもなります。

口が健康でないと、サルコペニアになりやすいということです。

〈フレイル〉

フレイルは加齢によって心身が衰えた状態で、日本語訳では虚弱と呼ばれています。ロコモやサルコペニアと似ていますが、フレイルはもう少し広い意味が含まれています。

体だけではなく、精神面や社会的活動を含めて虚弱ということです。つまり、**年をとることで記憶力や体力、運動能力など生活全般の能力が低下し、病気や要介護になりやすい状態**をいいます。

体が衰えるだけでなく、意欲や好奇心がなくなり、人とのコミュニケーションや外出機会などの社会生活も低下するということです。

社交的だった人が、ほとんど外に出なくなり、心身が衰えて元気がなくなる状態もフレイルです。

ただ、フレイルは正しい対策をとれば元に戻すことができます。

つまり、健康な状態と要介護の中間にあるのがフレイルなのです。フレイルを放置すれば、しだいに状態が悪くなり要介護へと進んでしまいます。

寝たきり予防の第一歩はオーラルフレイル予防

寝たきりにつながるフレイルは、まず口から始まります。

口のフレイルをオーラルフレイルと呼んでいます。口の働きが衰え、食べる力が弱まったり、しゃべれなくなったりする状態のことです。

歯周病になったり歯がなくなったりすると咬むことや飲み込みがうまくできませんし、入れ歯が合わないと咬むこともままなりません。

食べる力が弱まれば、栄養不足を招き、筋肉の衰えや体力低下につながり、転倒したり歩くことが難しくなったりします。

要介護状態に進むリスクが高まるのです。

それだけではありません。歯を失ったり、入れ歯が合わなかったりすると、滑舌が悪くなり話しづらくなります。相手も言葉を聞き取りにくくなり、会話を避けるようになってきます。

人と会って話をするのがおっくうになれば、外出も減ってきます。

こういった状態が続くと社会性のフレイルとなります。

これを裏付ける研究があります。

高齢者向けマンションに住む平均年齢74・9歳の男女90人を対象に調査したところ、**咬む力が弱い人は強い人に比べ、握力や片足立ちの能力が低く、家族や友人との付き合いも悪くなる**というのです（寺岡加代・東京医科歯科大学歯学部教授《当時》）。

咬めないと体も意欲もコミュニケーション力も衰えてしまう危険があるのです。だからこそ、オーラルフレイルを早期発見して早期治療で回復することが大切なのです。それが社会性フレイルの予防になります。

老年医学を専門とする飯島勝矢・東京大学高齢社会総合研究機構教授は、このフレイルという言葉の生みの親として知られています。

国の健康政策にもかかわり、フレイル予防の重要性を提起しています。

「フレイルを早く発見して、介護状態になる手前で本人が自覚し、医療の専門職がかかわることで要介護の予防ができ、健康寿命をのばすことができます」

飯島先生は、**オーラルフレイルになっても、口腔ケアや合う入れ歯、インプラントで、咬む力を取り戻せば、要介護は予防できる**と話しています（２０１９年、日本顎咬合学会第37回学術大会）。

厚労省が認定した要介護・要支援の高齢者は６５９万４０００人（２０１９年）。２０２５年には７００万人を超えるといわれており、年々増加しています。

要介護者をこれ以上増やさない、あるいは減らしていければ、健康寿命はもっとのびます。

そのためには、フレイルのうちに健口を取り戻すこと。

それが要介護にならないためのポイントといっていいでしょう。

高齢者のフレイルをチェックする15項目

2020年4月から、全国の自治体で75歳以上の後期高齢者向けに「フレイル健診」がスタートしました。

国を挙げて高齢者のフレイル予防に取り組むようになったのです。

この健診はフレイルの早期発見・重症化予防のためのチェックシートがあります。運動や食生活の習慣、物忘れの有無など15項目が設けられており、自身の運動能力や栄養状態を把握できるようになっています。

❶あなたの現在の健康状態はいかがですか
①よい ②まあよい ③ふつう ④あまりよくない ⑤よくない

❷毎日の生活に満足していますか
①満足 ②やや満足 ③やや不満 ④不満

❸１日３食きちんと食べていますか
①はい ②いいえ

❹半年前に比べて固いものが食べにくくなりましたか ※さきいか、たくあんなど
①はい ②いいえ

❺お茶や汁物等でむせることがありますか
①はい ②いいえ

❻６カ月間で２～３kg以上の体重減少がありましたか
①はい ②いいえ

❼以前に比べて歩く速度が遅くなってきたと思いますか
①はい ②いいえ

❽この１年間に転んだことがありますか
①はい ②いいえ

❾ウォーキング等の運動を週に１回以上していますか
①はい ②いいえ

❿周りの人から「いつも同じことを聞く」などの物忘れがあると言われていますか
①はい ②いいえ

⓫今日が何月何日かわからない時がありますか
①はい ②いいえ

⓬あなたはたばこを吸いますか
①吸っている ②吸っていない ③やめた

⓭週に１回以上は外出していますか
①はい ②いいえ

⓮ふだんから家族や友人と付き合いがありますか
①はい ②いいえ

⓯体調が悪いときに、身近に相談できる人がいますか
①はい ②いいえ

（「高齢者の特性を踏まえた保健事業ガイドライン 第２版」より）

この健診づくりにかかわった飯島先生によると、「高齢者が健康を維持するためには、『食、口腔、運動、社会参加』が不可欠」ということです。

口の衰えが寝たきりにつながるプロセスを、簡単にまとめてみましょう。

歯周病などで歯を失い、きちんと咬めない状態＝オーラルフレイルになると、栄養が十分とれなくなります。

すると、筋肉が減少し、やがて歩行が困難になるだけでなく、免疫力や意欲の低下につながり、活動全般が衰えていきます。

そして、最終的には寝たきり状態になってしまうということです。

咬めないと栄養不足で免疫力が低下する

「高齢になったら、肉は食べないほうがいい」

一昔前までは、こう考えられていましたが、最近はだいぶ変わってきました。高齢者は意識して良質なタンパク質をとったほうがいい、そのためには**効率よくタンパク質がとれる肉を食べることが必要**だといわれています。

年をとると食事量が減って、あっさりしたものを食べがちですが、どうしてもタンパク質不足になります。

咬めないと歯ごたえのある肉や野菜を避けがちになり、タンパク質不足はさらに加速するのです。

高齢女性を対象にした調査（東北大学大学院歯学研究科加齢歯科学分野）では、**歯が少なく、うまく咬めないと、タンパク質だけではなく、食物繊維、カリウム、ビタミン類、鉄分、カルシウムなど、多くの栄養素が不足する**と報告されています。

栄養が不足すると免疫力や体力が低下し、貧血を起こしやすく、病気にもかかりやすくなります。なんでも咬んで食べられることは、病気予防の基本といっていいでしょう。

経管栄養や胃ろうで栄養をとっている高齢者が、口から食べられるようになったら、体力がついてめきめき回復した例はたくさん報告されています。

高齢者の自立支援に取り組んできた竹内孝仁先生は、**高齢者が咬めるようになって元気になる姿をたくさん見てきた**そうです。

余命3カ月といわれた90代の女性が食べることでよみがえったこともあったといいます。

この女性は、インフルエンザがきっかけで肺炎となり入院、以来寝たきりになりました。口から食べることができない状態で、32キロあった体重が23キロにまで激減。要介護5となり、いつ亡くなってもおかしくないほど衰弱していました。

そんな状態の時、女性が「そうめんを食べたい」といったそうです。

口から食べられない状態ですが、残り少ない命だから食べさせてあげようと、そうめんを食べさせたそうです。

それがきっかけとなって、女性はしだいに元気になっていき、要介護3にまで回復したそうです。

竹内先生は、学会の指導医研修会（２０１８年）で、

「こういった驚くべきことが、自立支援介護の現場で、次々に起こっています。咬めるようになると、看取り状態の人の半数近くが元気を取り戻します」

と、話しています。

竹内先生は、**自立支援の基本は、水、食事（栄養）、運動、便通の４つに「歯」を加えていくべきで、自立支援は歯の治療から始めることが重要**だと力説しています。

人工栄養や流動食でカロリーが足りていても、栄養不足になってしまいます。

しかし、普通食を食べている人には低栄養状態の人は少ないのです。

経管栄養や胃ろうの高齢者の中には、歯がそろっていて咬めても、あるいは歯の治療をし、入れ歯などで咬めるようになる可能性のある人も、口から食べるのをあきらめてしまう人が少なくありません。しかし、咬む治療やリハビリをすれば、食べられるようになる可能性は高いのです。

がん治療でも**必要な量の食事をとることが重要**といわれています。

たとえ治療がうまくいって、がんそのものの治療が成功しても、口から食べられないと、体力が回復せずに体が弱って感染症にかかりやすくなります。

それがもとで亡くなってしまうこともあり、せっかく治療をしても残念な結果になってしまうからです。

病気から生還するためにも、咬む力を取り戻すことが大切なのです。

歯科治療は「回復のための医療」ともいえます。

100歳まで歩くにはまず口から

速く歩く人は健康寿命が長いといわれています。高齢者では速く歩く人ほど、長生きできるという研究もあります。

自分で歩ければ、要介護や寝たきりにもなりにくいのです。

とはいえ、誰もが健康を維持できるわけではありません。高齢になれば、さまざまな病気になりやすく、足腰も衰えていきます。

一人で歩きたくとも歩けない人はたくさんいます。

一方、**咬む力を回復して歩けるようになった人はたくさんいる**のです。

介護施設でほとんど寝たきりで過ごしていた82歳の女性Cさんは、うまく咬むことができませんでした。視覚障害があり、斜頸《しゃけい》で車椅子を使用していました。合わない入れ歯をしていましたが、歯科医が入れ歯を調整して咬めるようにしたのです。

すると、薄切りのリンゴを咬めるようになり、咬む筋肉を使うにつれて首がしっかりして、目に力が出てきました。

これまで車椅子の上で無表情だったCさんでしたが、リンゴを咬んだとたん、顔がぱっと明るくなったのです。

それから2カ月後、Cさんは歩行器につかまって立ち上がり、歩きだしたのです。

特別な治療や薬を使ったわけではなく、ただ咬む治療をしただけでした。

実は、こういった例は、複数あるのです。

Cさんの咬む治療を行った河原英雄先生は、これまでも同じ症例をたくさん手がけてきました。

河原先生は日本顎咬合学会の歯科医とともに、多くの高齢者施設で咬む治療を行ってきました。

「2015年から、若手歯科医たちが介護施設に出向いて、咬む治療を実践しています。その結果、歩けなかった人が歩いた、車椅子の人が立ち上がった、寝たきりの人が起き上がったという報告が続々と届いています」（河原先生）

この「奇跡」はなぜ起こったのでしょうか？
上濱正・日本顎咬合学会元理事長は、「**食べることで生きる意欲が引き出され、立ち上がろう、歩こうという前向きの気持ちになったことが大きい**」といいます。

Cさんは咬めないとあきらめていた時には、絶対に咬もうとはしませんでした。ところが、咬めなかったリンゴが咬めるようになり、うれしい気持ちと自信が出ることで、変わっていったのです。

咬めると脳が判断し、音やにおい、味、硬さという感覚がよみがえり、咬んで飲み込む力が回復したというのです。

上濱先生によると、寝たきりになった人の意欲は一般的なリハビリだけではなかなか戻らないそうです。本人が食べる喜び、食べられる自信を持つことが重要で、それを引き出すのが、咬むことなのです。

意欲を引き出し、歩けなかった人を歩けるようにするのが咬む医療であり、歯科医や

歯科衛生士の重要な役割なのです。

咬んで食べられる口が、いつまでも歩けるための第一歩といえるでしょう。

また、河原先生は竹内先生とともに「自立支援歯科学」（南清和代表・日本顎咬合学会元理事長）を立ち上げました。介護が必要な高齢者が、普通の食事をしっかり咬んで食べることができるようになれば、要介護度が下がることも、自立して生活できるようになることも期待できます。

実際の医療現場でも自立支援歯科学を実践する歯科医たちにより、多くの実績が積み重ねられています。介護が必要な高齢者の自立を促し支えるためには歯科医療が不可欠なのです。

咬める医療で記憶がよみがえる

もうひとつ高齢者施設での取り組みを紹介します。

87歳の女性Ｄさんは、心不全で入院して胃ろうとなり、口から食べられない生活が半年続いていました。その間に認知症のような状態になり、問いかけにも反応しませんでした。

そんなＤさんが、咬む治療で半年後には普通の食事を自分で食べるまでになったのです。

治療法は、まず、河原先生が合わない入れ歯の調整をし、咬めるようにしました。

その後、岩崎貢士先生（日本顎咬合学会元理事）が中心となり、口腔ケアと口への刺激、舌のトレーニングといった咬むリハビリを行いました。

すると、その日からＤさんはリンゴの薄切りを前歯で咬み、果汁を飲み込むことができたのです。

Ｄさんは長い間咬んで食べなかったため、食べて飲み込む力が衰えていました。それを回復する訓練（摂食嚥下リハビリ）を続けることで、ゼリーやいなりずしも食べられるようになりました。

そして半年後には普通の食事を自分で食べられるまでに回復。体重も増えてきました。同時に、問いかけに無反応だったDさんが話すようになったのです。記憶もしっかりしてきて、周囲との会話が増えていきました。

咬むことで脳が刺激され、認知機能が回復したと考えられます。

咬まないと認知症リスクが2倍に高まる

認知症は咬む力が弱いほど、発症リスクが高まります。

厚労省研究班の調査では、**歯を失って咬めなくなった人は、最大約2倍も認知症のリスクが高まる**という結果が出ています（グラフ6）。

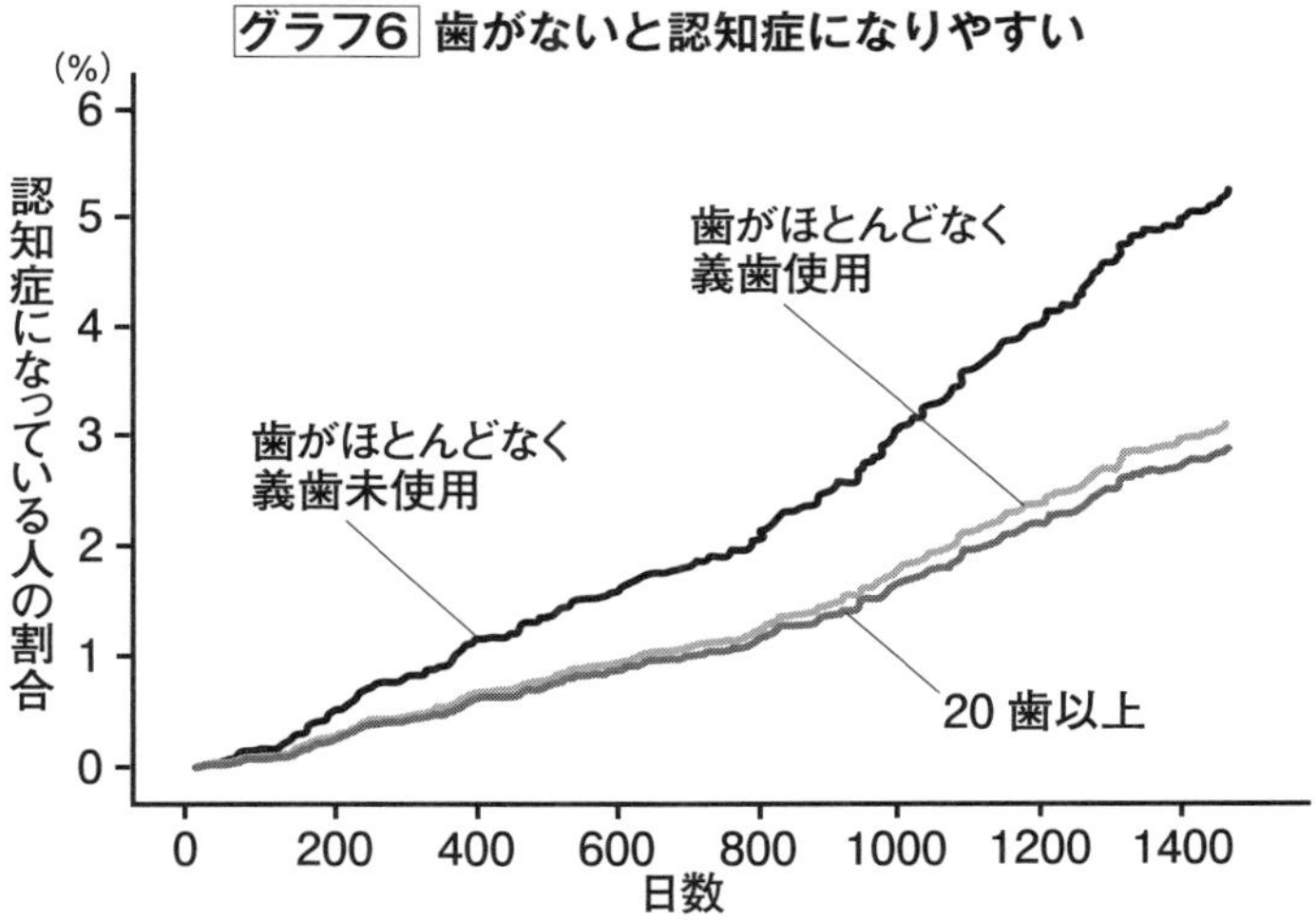

記憶力や認知力が低下することと、咬まなくなることには、明確な関係がある

ことがはっきりしています。このことをもう少し詳しく説明しましょう。

咬むことは、私たちが考えている以上に複雑で、多くの神経がかかわる高度な脳の働きです。

歯科医療に携わっていると、高齢患者さんの家族から、「咬まなくなってからもの忘れが激しくなった」という話をよく聞きます。

これまでご紹介した症例でも、たいていの方は咬まなくなって、話さなくなり、問いかけても反応がなくボーッとしているという共通点があります。

これは咬むための神経や感覚などを司る脳の働きが、使わないでいると鈍ってくるためです。**よく咬めなくなってくると、脳の神経細胞が萎縮していく**ともいわれています。

こんな実験があります。高齢のマウスの奥歯を削ったところ、記憶力が5分の1に低下。そのマウスに削った歯を元に戻す治療をしたところ、学習、記憶力が回復したというものです（小野塚實・神奈川歯科大学歯学部教授などによる）。

こういった実験からも、もし歯を失っても、しっかり咬めるよう治療すれば、鈍った脳もよみがえることがわかります。

咬む力を保ち、もし咬めなくなったら、咬める治療をすること。それが認知症リスクを減らす秘訣といっていいでしょう。

咬むとなぜ脳が活性化するのか？

87歳のDさんが見違えるほど元気になったのは、咬むことで脳が活性化したからです。

なぜ、咬むと脳が活性化するのでしょうか？

その仕組みを簡単に説明すると次のようになります。


ガムを咬んでもらって、大脳の活動をＭＲＩ（磁気共鳴画像診断装置）で調べた実験があります。

その結果、**咬むことで、脳の血流が８～28％程度増える**ことが確認されました。大脳の広い範囲の血流が増えて、活性化されるのです。

そして、熱い冷たいなどの**感覚を司る脳の領域、運動に関係する領域が活発に動く**こともわかりました。

また、嗅覚、味覚、聴覚、骨格運動などに関係する部分も刺激されていました。

咀嚼で脳が活性化されるメカニズム

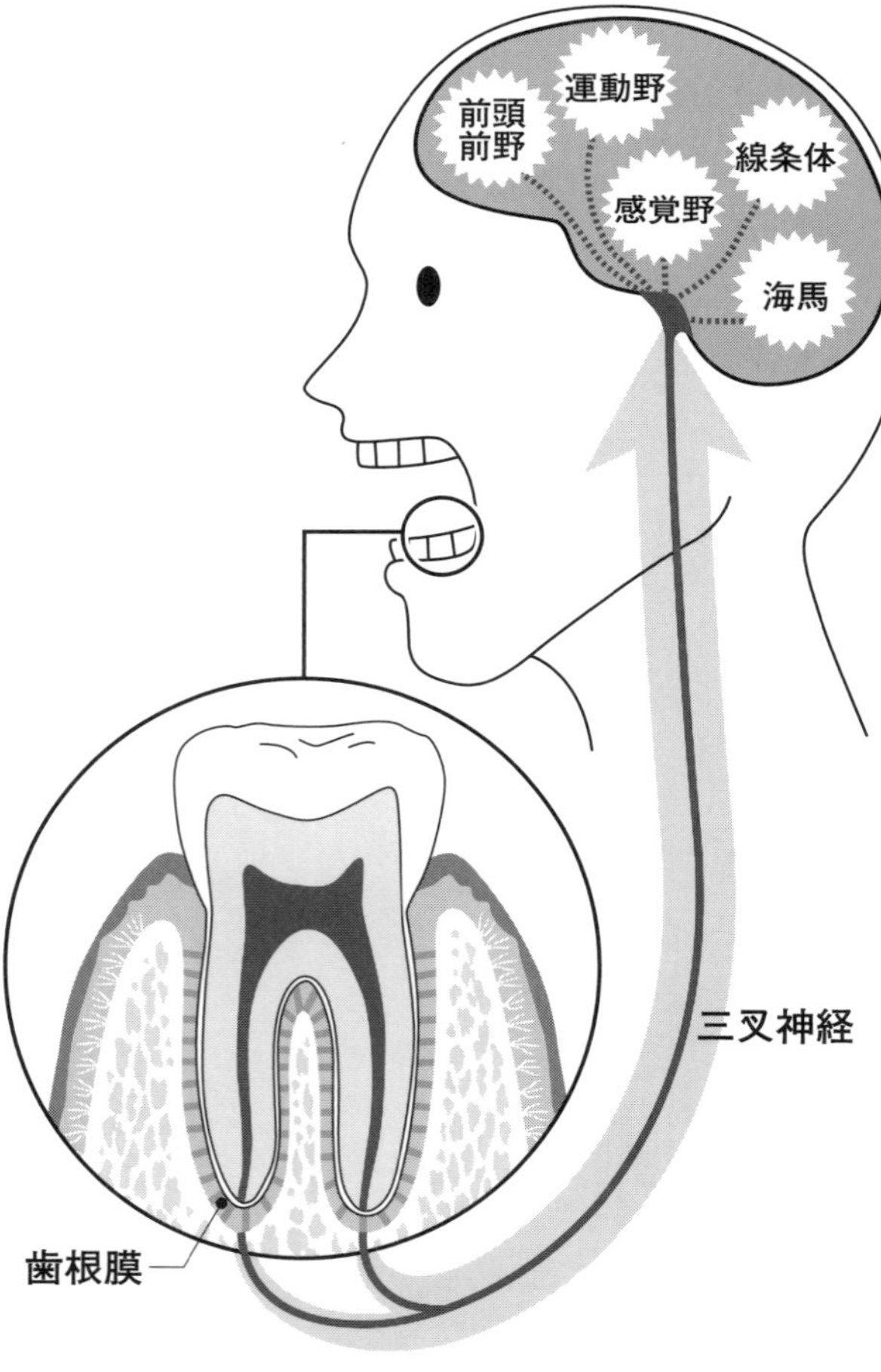

高齢者では、**思考、学習など高度な働きをする前頭前野と呼ばれる領域も活性化**していたのです。

では、前頭前野の活性化と記憶とにはどんな関係があるのでしょうか？

記憶は海馬と呼ばれる部分に蓄えられています。海馬という名前が付いたのは、形がタツノオトシゴに似ているからです。脳全体から見るとかなり小さく、記憶を保管するファイルのようなものといっていいでしょう。

海馬が大きく痩せて、うまく働かなくなってしまうのが認知症です。

海馬は前頭前野と互いに影響しあっていて、前頭前野が活性化すると海馬も活性化することがわかっています。

つまり、**咬むことで前頭前野が活性化すると、海馬も活性化する**のです。

咬むことが記憶力をよみがえらせるのは、こういったメカニズムが働くからです。

コラム⑧

ガムで咬むトレーニング

咬むリハビリでよく使われるのがガムです。歯科医療では子どもや高齢者の咬む訓練のひとつにガムを取り入れています。本文でも説明したように、ガムを咬むという簡単な行為が、脳の活動を高めることがわかっているからです。

ガムを咬む訓練で、認知症や歩行ができない高齢者が、元気になるケースはたくさん報告されています。

私たちの学会でも注目すべき症例がたくさん集まっています。たとえば、ガムトレーニングをいち早く実践した河原英雄先生が治療した84歳の男性は、軽い認知症で自分で歩くことができなかったのですが、咬める入れ歯を入れ、ガムを咬む訓練をしたところ、認知症が改善され、一人で歩けるようになりました。

また、90歳の認知症女性は入れ歯が合わずに、半年間流動食しか食べずにいたところ、認知症が悪化し、話すこともできなくなりました。もちろん一人では歩けません。ところが、合う入れ歯を入れ、ガムで咬む訓練をしたところ、1カ月後にはなんでも食べられるようになり、9カ月後にはカラオケ大会に出るまでに回復しました。介護度も1段階下がりました。

80歳の寝たきり状態の女性は、胃ろうを付けていて口から食べられませんでしたが、ガムを咬む訓練で口から食べるようになっただけでなく、胃ろうが取れて寝たきりから起き上がりました。

たくさんの情報が歯根膜から脳に伝わる

脳と体の器官の関係を表した「ペンフィールドの脳地図」（次ページ）という有名な大脳皮質の地図があります。

これをみると、**歯・顎・唇・舌といった「咬んで飲み込む」器官が、大脳皮質の面積の４割を占めている**ことがわかります。

まるで、脳から歯が生えているように見えます。

それだけ、咬んで食べて飲み込むことが、脳に刺激を与えるということです。

口から脳に情報を伝えるのは三叉《さんさ》神経といって、脳ではもっとも太い神経です。

三叉神経は歯の根にある歯根膜から脳につながっていて、咬むとその刺激が脳に伝わります。

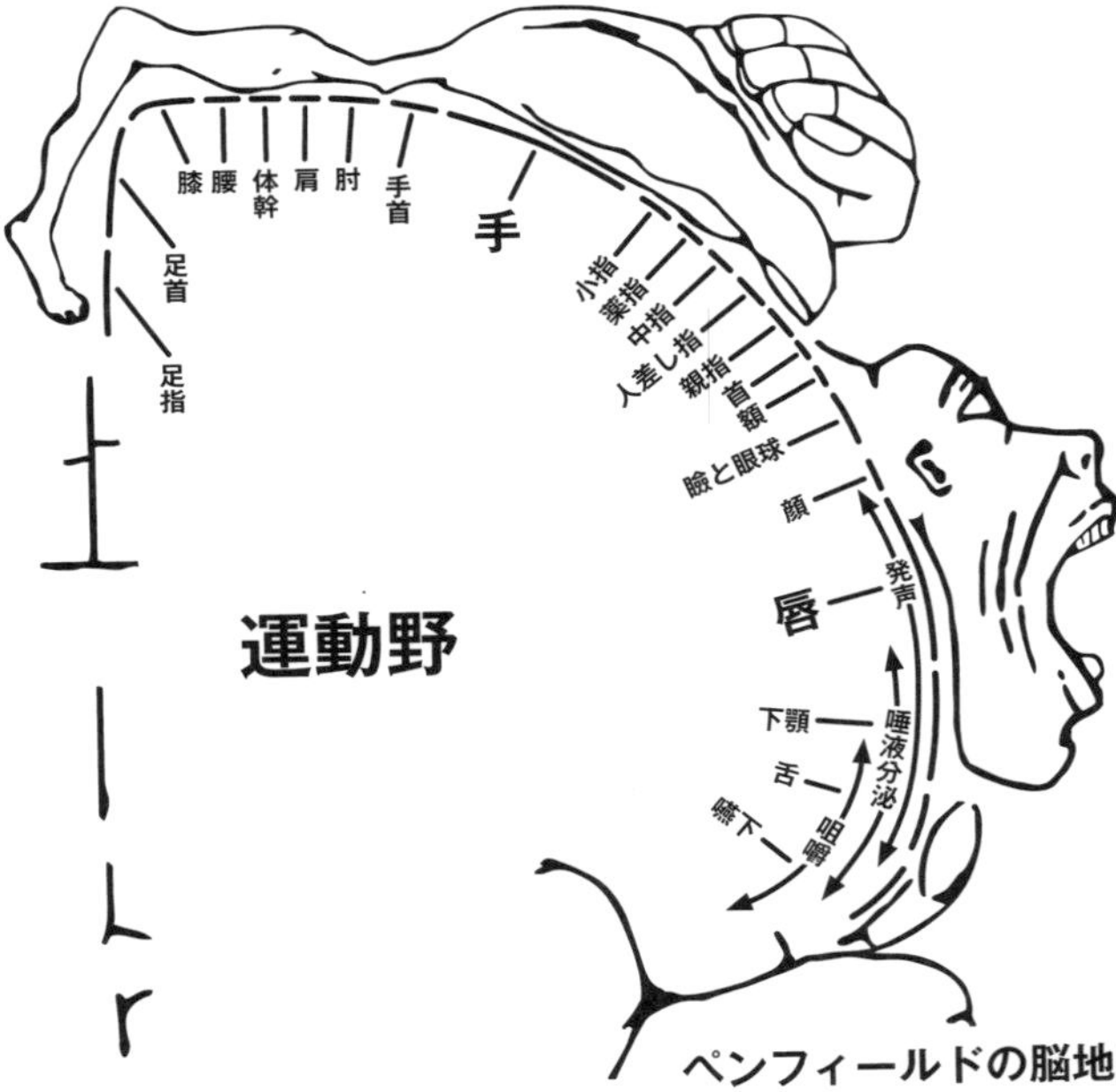

ペンフィールドの脳地図

咬まないということは、脳への刺激が減ってしまうことを意味します。

咬むことは、病気や老化などで衰えていた記憶や運動、感情といった感覚を刺激し、回復させる効果があると考えられています。

これが脳のリハビリになり、若返りにつながるのです。

脳が元気になると生きる意欲が高まる

咬んで食べたことがきっかけとなっ

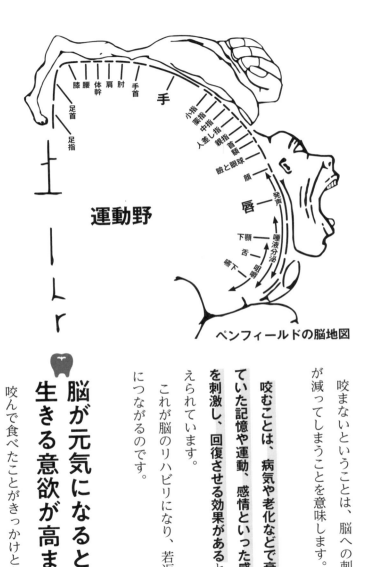

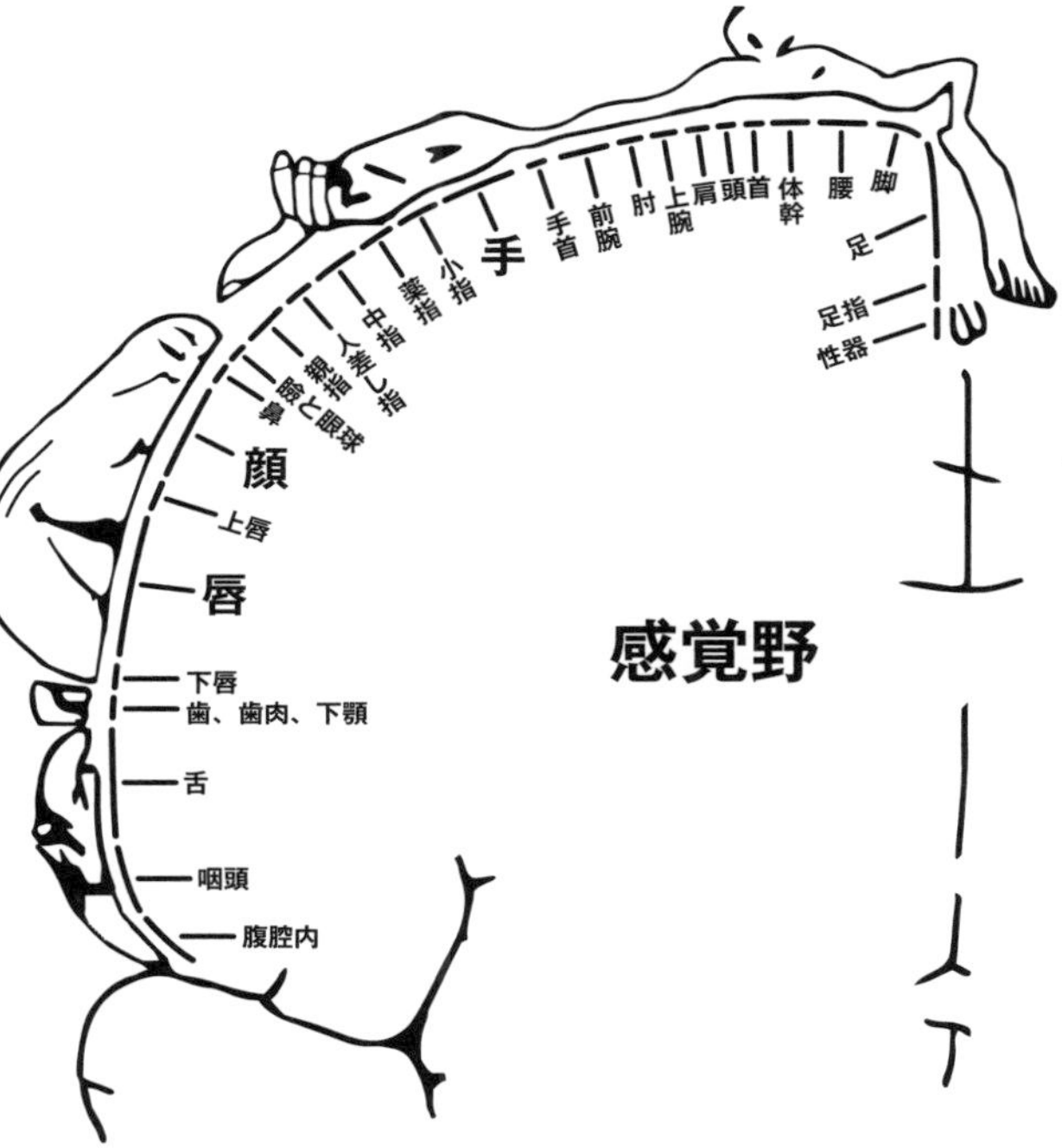

て、寝たきりの人が意欲を取り戻し、リハビリを始めて歩けるようになる例が、歯科医療の現場ではたくさん出ています。

2カ月後に歩いた前出・Cさんの場合も、歩こうという前向きの意欲が出て、咬んで食べられたことで自信を取り戻し、気持ちが前向きになりました。

この前向きの気持ちが回復を早めるためのエネルギーにもなります。

咬んで食べることは体だけではなく、心も健康にしてくれます。

咬むことで味覚に関係する脳が刺激され、おいしさやうれしさを感じる脳の部分が活性化するのです。

Ｃさんは咬めなかったリンゴが咬めるようになりました。するとと、「自分はリンゴを咬むことができた。咬んでおいしく食べられた」と思うことで脳が活性化するのです。

リンゴにまつわる昔の記憶が残っていて、それがよみがえることもあります。**高齢者が若い頃の記憶を、食べ物を口から食べて味を感じることで思い出す。それがリハビリや回復によい効果をもたらす**と考えられます。

食べる楽しみを取り戻すことは、心が元気を取り戻すことにつながります。それが人とコミュニケーションをとろうという気持ちになり、生きがいにもつながっていくのです。

咬むことは心の健康を取り戻すきっかけにもなっています。

食べるリハビリで生きる力を取り戻す

生きる基本である「口で食べる」ことを回復するための医療に、摂食機能療法というのがあります。

ご存じの方は少ないかもしれませんが、保険適用の治療法です。

脳卒中などの病気で食べることができなくなった人や飲み込む力が弱くなった人などが対象となります。

いわば、食べるリハビリです。

早くからこの治療法に取り組んでいる植田耕一郎・日本大学歯学部教授によると、**この療法で、脳卒中の後遺症で唇や舌などがマヒして食べられなくなった人、飲み込みができない人が数多く回復している**といいます。

この治療法には歯科医と歯科衛生士だけでなく、医師や理学療法士、言語聴覚士など
いくつもの専門職がかかわります。
つまり、チーム医療が必要なのです。
日本ではようやくチーム医療が普及しだしていますが、まだまだ十分とはいえません。
植田先生のような専門家も限られています。
しかし、こういった人間の基本を取り戻す医療、あるいはＱＯＬを上げる医療こそ、
これからの超高齢社会には求められています。

「口のリハビリ」は医科と歯科の連携が効果的

口から食べる治療をより効果的に行うためには、チーム医療が重要になってきます。

それを病院ぐるみで実践している栗原正紀・長崎リハビリテーション病院理事長（日本顎咬合学会相談役）は、**これからは「命を助ける、病気を治すだけの医療から、生活を支**

える医療」が求められると話しています。

そのためにも地域ぐるみでのチーム医療が重要だということです。

この病院では、脳卒中や後遺症で食べられなくなったり、話せなくなったりした患者さんのリハビリを行っていますが、口のリハビリをもっとも重視しています。

病院の基本方針は「あきらめないで口から食べる」です。

そして「『口を大切にする』ことは『人としての尊厳を守る』ことにつながります」という理念を掲げているのです。

それを実現しているのが、歯科衛生士による徹底した口腔ケア、歯科医師による咬める治療、看護師や理学療法士、作業療法士、言語聴覚士、管理栄養士などの専門職が一丸となって、口から食べ、自立できる医療を行っています。

その結果、ほとんどの患者さんが口から食べられるようになって退院していくそうです。

高齢化率が世界一の日本では、高齢者医療が大きな課題となっています。

口から食べられる高齢者が増え、寝たきりの高齢者が減れば、医療や介護への負担は少なくなります。

医科と歯科が連携してチーム医療を行い、口のリハビリで食べられる高齢者を増やせば、寝たきりの高齢者は激減すると栗原理事長はいいます。

超高齢社会ではここで行われているような「口のリハビリ」が、ますます重要になってきます。

第3章のポイント

歯を失うと心臓病、がん、肺炎などの病気になりやすく、筋肉が衰えて要介護リスクも高まる。

咬むことで脳が活性化され、認知機能が向上する。逆に、咬めなくなると認知症リスクが２倍になる。

寝たきりの人が咬めるようになれば、食べる楽しみを思い出して心の健康を取り戻す。

第4章

歯が健康になれば医療費が減る

この章では口の健康がこれからの超高齢社会にとってどんな意味があるのかを述べたいと思います。

高齢化率世界一の日本では、少子高齢化が進んでいます。

働く現役世代が減って、介護や医療が必要な高齢者が増えているのです。

つまり、医療・介護の担い手や社会保障を裏付ける税収が不足するということです。

高度経済成長真っただ中の1965年は、1人の高齢者をほぼ9人の現役世代が支えていました。それが2016年には2・2人となりました。

このままだと、2040年には1・5人となります。

この状態を変えないと、日本の医療や介護は立ちゆかなくなることが目に見えています。

2020年度の国民医療費は保険診療だけでも、年間42・9兆円、国全体の予算(一般会計概算）が１０２兆円ですから、いかに医療費の割合が多いかおわかりかと思います。

１人当たりの医療費で見ると、75歳以上は約92万円、64歳以下は約19万円（２０１７年度、厚労省「年齢階級別１人当たり医療費」）。**高齢者は下の世代の約5倍もの医療費がかかっている**ことになります。

少子高齢化で働き手の割合が減っていく中、膨らむ高齢者医療費をどうするかが、社会の大きな課題になっているのです。

その解決策のひとつとして、国は健康寿命をのばして元気な高齢者を増やそうという方針を打ち出しています。

また、国会議員の中にも口の健康の重要性を理解し、政府や行政への働きかけをする動きが出ています。たとえば、２０１６年には「歯科口腔医療勉強会」（座長・山田宏参議院議員）が立ち上げられ、30名以上の国会議員が参加しています。

この動きがさらに広がり、国の政策を決める立場の人たちが、健口を守る医療をさらに進めてくれれば、健康長寿社会の実現は早まるのではないでしょうか。

高齢者が元気なら医療や介護の負担は減ります。健康寿命がのびて元気で自立した高齢者が増えれば、現役世代の負担も減ることになるわけです。

厚生労働白書では、「国の成長力を高めていくためには、高齢者が社会参加し活躍できる環境づくりが必要」としています。

高齢者が元気で活躍できれば、社会保障の先細りに歯止めがかかると期待されているのです。

歯科治療が医療費の抑制につながる

日本対がん協会会長で国立がんセンター元総長の垣添忠生先生（日本顎咬合学会相談役）は、新聞のコラムでこう書かれています。

「先進国に共通するのは口腔ケアという予防重視の姿勢である。歯の健康を保ち、よくかんで食べるという身近な行為を生涯続けられれば、結果的に医療費の抑制に大きく貢献する。そのことに国民も気づくべきだろう」（２０１４年1月19日読売新聞「地球を読む」）

予防重視の歯科医療が医療費の抑制につながるというのです。

歯周病などを予防し口の中が健康だと、かかる医療費は抑えられることがわかっています。

特に、生活習慣病が増えだす40代以降はその差がはっきりしてきます。

たとえば、ある健保組合の調査では、**50代で歯の健診を受けて口が健康な人は、年間4万9０００円医療費がかかっていますが、そうでない人は8万3０００円と4万円近くも多くなっています**。

歯科健診で歯周病やむし歯を予防すると、他の病気の予防や改善になり、結果的に医療費が少なくなるのです。

歯科医療で歯の健康を保てば、医療費の節約になるというわけです。

咬める治療で起き上がれなかった高齢者が回復し、要介護度が下がると介護費用は減ることになります。**咬める医療で口の健康が回復すれば、それまでかかっていた医療費を節約できる**のです。

要介護度が上がり、胃ろうや経管栄養を行えば、医療費はそれなりにかかります。胃ろうをつけるための手術や入院費の総額は平均で20万〜40万円（75歳以上の自己負担は1割）はかかります。

その後の栄養剤やカテーテル交換処置などを含めると、年間の医療費はさらに増えることになります。

一方、咬んで食べられるようにするための治療（摂食機能療法）は、保険診療で1回1850〜3700円（自己負担1割）、口腔ケアを含めても1万〜2万円程度で、医療費の

グラフ7 歯が残っている人ほど1カ月の医療費が少ない

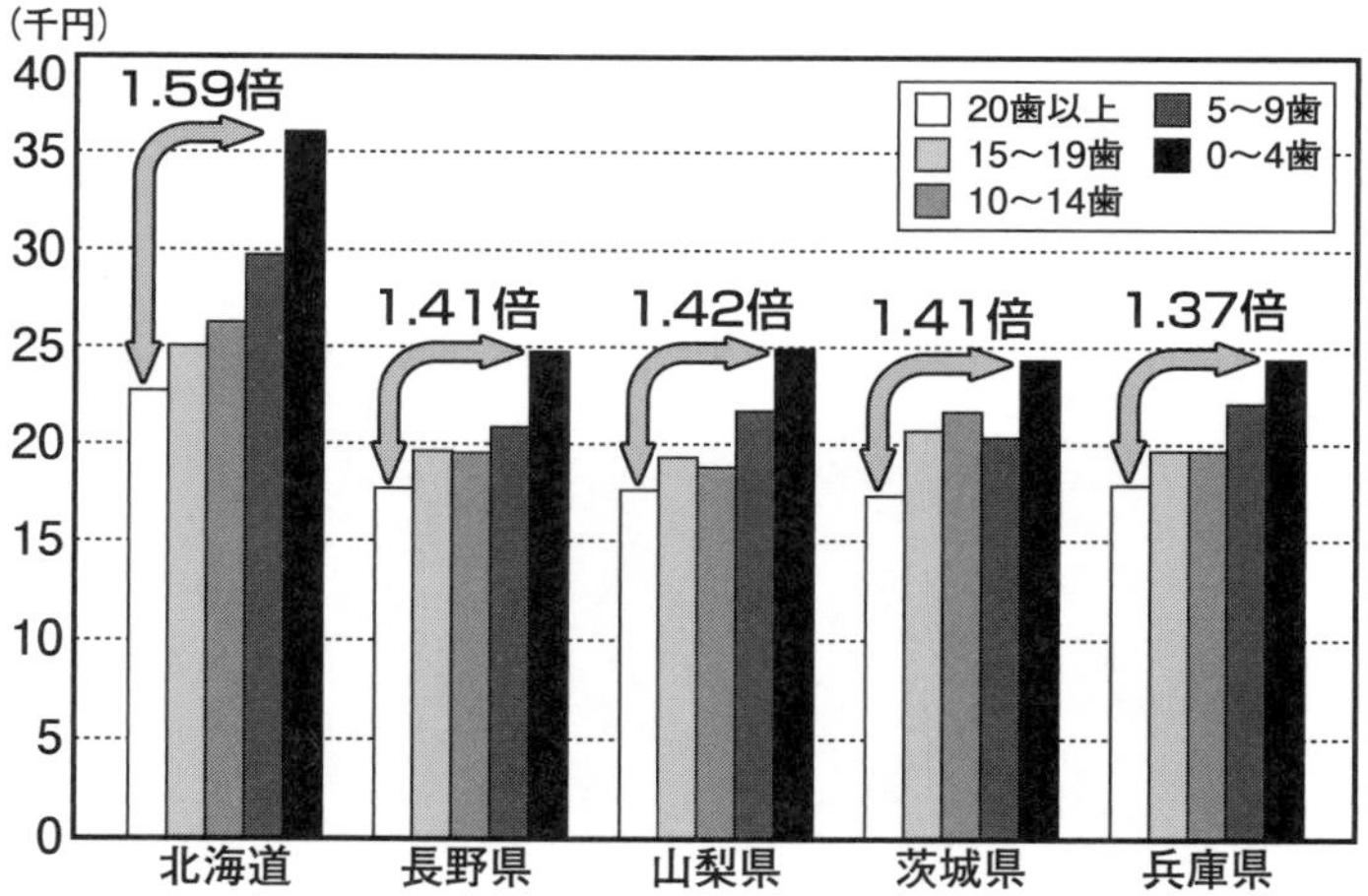

総額は10分の1以下で済みます。

胃ろうを外せば、それを維持するための医療費はかかりません。胃ろうから回復した80代の高齢女性は、ガムを咬むという「咬むリハビリ」をして普通の食事をとれるようになったそうですが、その費用は月１０００円程度だったということです。

歯と健康・医療費に関する調査（「義歯装着状況と残存歯数から見た、医科レセプト1件当たり平均診療費」等）によると、**歯が残っている高齢者ほど、病気になりにくく、**

医療費がかからないという結果が出ています（グラフ7）。

歯を失っても義歯で咬めている人は、医療費が5分の1になるという調査もあります。

咬める高齢者が増えれば、増え続ける医療費に歯止めがかかるのです。


それだけではありません。

口の健康は高齢者が元気で社会参加するための切り札にもなります。

元気な高齢者が社会に貢献すれば、現役世代と同じように社会保障を支えることもできるのです。

ボランティアやシルバー事業で活躍できる高齢者が増えれば、人手不足解消にもつながるはずです。


たとえば、高齢者がフレイル予防活動で大活躍している例があります。

千葉県柏市の「かしわフレイル予防サポーター」には、多くの高齢者がサポーターとして参加しています。

柏市は全国に先駆けてフレイル予防事業を行ってきました。

要介護の原因となるフレイルを予防しようという活動で、オーラルフレイル予防にも積極的に取り組んでいます。これには東京大学高齢社会総合研究機構の飯島勝矢教授も協力しています。

サポーターとなった高齢者は、フレイルのチェックや予防知識などを市民に伝えて普及させるという重要な役割を担っていて、それが元気の糧《かて》ともなっているのです。

柏市の取り組みは、全国にも広がっているそうです。

元気な高齢者が各地で活躍するようになれば、医療や介護にかかる費用は減っていくはずです。

こういった元気な高齢者を支えるのが、口の医療の専門家、歯科医師や歯科衛生士、歯科技工士の役目なのです。

コラム⑨

歯の値段

皆さんは1本の歯の価値について考えたことがありますか？

日本では、歯1本の値段は100万円程度といわれています。

「事故や医療ミスなどで歯を失った人に認められた損害賠償額から計算すると、だいたいこのくらいになります」（永松・横山法律事務所、横山敏秀弁護士）。

成人の歯の数は28本（親知らずを除く）ですから、全部で歯の値段は2800万円ということになります。逆に、歯周病やむし歯で歯を失うとかなり損をするということになります。

もちろん、人の体に値段はつけられませんし、もっと高い（あるいは安い）という人もいるかもしれませんが、健康を守るために医療費が必要なように、1本の歯を守るためにはそれなりのコストがかかるといっていいかもしれません。

口の中の2800万円もの「財産」を守るためにも、歯周病やむし歯は放置しないことです。

歯が健康だと医療費が少ないという統計（香川県で行われた歯の健康と医療費に関する実態調査や兵庫県歯科医師会・兵庫県国民健康保険団体連合会8020運動実態調査など）もあり、家計の節約のためにも口腔ケアは有効といえます。

予防医療の最先端は口の健康

これからは病気を予防するための医療、予防医療がますます注目されてきます。高齢社会では、がんや脳卒中、心臓病、肺炎、糖尿病、認知症などが、病気の多くを占めます。

こういった生活習慣病は遺伝だけでなく、食事や環境が大きく影響します。予防で病気が抑えられることもありますし、症状を軽くすることもできます。

生活習慣病を減らすためにも、予防医療が重要視されるようになったのです。

症状に応じて治療をする対症療法は、必然的に医療費が増えてしまいます。医療が進歩して専門的、高度になればなるほど医療費がかかり、それが医療費の膨張に拍車をかけている面もあります。

予防医療で病気になりにくくなれば、医療費の膨張を抑えることもできるのです。

よく咬めばメタボ予防になる

予防医療でよく知られているのが、メタボリックシンドローム（以下メタボ）予防です。40歳以上の人に行われている特定健康診査（メタボ健診）は、生活習慣病予防のために行われています。

メタボとは、内臓脂肪型肥満に加え、高血糖、高血圧、高脂血症といった危険因子が集まった状態です。動脈硬化が起こりやすく、心筋梗塞や脳卒中、糖尿病になる確率が非常に高くなることがわかっています。

日本人をはじめとするアジア人は、それほど肥満体でなくても内臓脂肪が蓄積されや

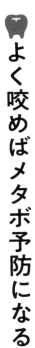

すく、糖尿病などを発症しやすいとされています。

中高年男性の半数はメタボかその予備軍といわれていて、メタボを予防すれば、将来、心臓病や脳卒中などの深刻な病気の予防につながることがわかっています。

その結果、高齢者の健康寿命はのびるといわれています。

肥満やメタボの大敵は「食べすぎ」ですが、見逃されがちなのが「食べ方」です。「よく咬まないで食べる」「流し込んで食べる」といった食べ方、つまり、**咬む回数が少ない食べ方だとメタボになりやすくなる**と考えられているのです。

このことは米国や日本の研究でも明らかになっていて、咬む回数が少ない人や早食いの人ほど太りやすいという研究結果がたくさん報告されています。

子どもの肥満や視力低下も、現代人が咬まなくなったことが影響しているのではないかと考える専門家も多いのです。

咬むことと脳の関係に詳しい上濱正・日本顎咬合学会元理事長はそのメカニズムをこう解説しています。

「よく咬まないと脳が満腹と感じないため、つい食べすぎてしまうのが主な理由です。逆に、**よく咬むと脳の満腹中枢が反応し、満腹と感じ食欲を抑えてくれるのです。しかも、食後血糖値も抑えられる**ことがわかっています」

丸飲みや早食いは食べすぎを招くことになりますが、よく咬んでゆっくり食べると、おなかがいっぱいになったと感じて食べすぎが抑えられ、血糖値の上昇も緩やかになるというのです。

「毎日よく咬んで食べる」、この当たり前の食習慣を続けることが、メタボ予防につながります。

胃ろう、経管栄養からの解放

脳梗塞で倒れ、口から食べられなくなると、胃ろうをつけることや経管栄養が必要となります。

口から食べられなくなった寝たきり状態の人の多くに、廃用症候群が起こります。病気やけがなどで体が動かせなくなると、体力や筋肉が衰えてしまいます。その結果、歩く力や意欲なども衰えてしまう状態が廃用症候群で、「生活不活発病」とも呼ばれています。

咬んで食べる力も、使わないと衰えていきます。

胃ろうや経管栄養によって食べなくなると、口の働きも衰え、起きる力、歩く力、意欲も失われていくのです。

胃ろうや経管栄養の人が、しだいに衰弱していくのは、廃用状態が続くからです。

廃用状態にある人を、咬めるようにし、食べて飲み込めるようにするには歯科医療なくしてはできません。

これまでもご紹介したように、胃ろうや経管栄養だった人が、口腔ケアや口腔リハビリ、咬む治療でよみがえる実績はたくさんあります。

要介護の人の自立を助けるためにも、歯科医療がもっと積極的にかかわる必要があります。

厚労省もこの療法をさらに普及させる方針をとっています。

「口から食べさせる医療」である摂食機能療法は、保険診療でも治療できます。

ようやく、咬んで食べる医療の重要性が社会に認められるようになってきたのです。

日本歯科医師会元副会長の富野晃先生（日本顎咬合学会監事）は、自分の身内が経管栄養になった経験から、咬んで食べる医療の重要性をこう話しています。

「食べられなくなると、あっという間に体も心も弱っていきます。しかし、咬んで食べるようになると、無反応で寝たきり状態から、笑いが出て会話をするようになる。咬んで食べるという人間性の回復を目指す医療をさらに普及させる必要があります」

摂食機能療法をいち早く大学の歯学教育に取り入れた植田耕一郎・日本大学歯学部教授は、この療法を「食べたいと思う物を、最期まで楽しく口から食べるという、人間としての基本的な行為の実現を究極の目標とした診療であり学問」と定義しています。ただ延命させるのではなく、口から食べることを通して、人間性を取り戻すための医療といっていいでしょう。

終活に欠かせない歯科医療

住み慣れた場所で、最期までおいしく口から食べることは、人間が求める基本的な欲求です。それを支え実現させるのが口から食べられる医療です。

前出の垣添忠生先生は、ご自身の伴侶を看取った体験から「食べることが人間の幸福や尊厳にもつながる」と話しています。

先生はがんで余命わずかの奥様を自宅で看取られました。2007年のことです。その体験を著書『妻を看取る日』で詳しく書かれています。

奥様は亡くなる前、抗がん剤の副作用で食べ物を口にするのがつらいはずなのに、好物のあら鍋をおいしそうに食べてくれたそうです。

その体験から、**生を終える間際まで、食べることは人間の幸福や尊厳にもつながる**ことだと確信したそうです。

内閣府の調査では、自宅で最期を迎えたいと望んでいる人は54・6%に上ります（2012年）。

しかし、実際に自宅で亡くなる人は12・9％、老人ホーム５・３％、病院など医療機関で亡くなる人は74・８％（２０１７年、厚労省）で、ほとんどの人は望みがかなえられていないのが実情です。

日本は多死社会に入っています。

２０２０年には１３７万２７５５人が亡くなりましたが、毎年その数は増えていきます。

団塊の世代が85歳になる２０３５年には１６５万人が亡くなると推定されています。

人生の最終段階の医療（終末期医療）をどうするかを、皆が真剣に考える必要に迫られているのです。

最近は人生の最期を自分で決める「終活」が当たり前のようになっています。

どんな治療を望み、最期をどこで迎えるのかを事前に決めておきたいという人が増えているようです。

「人生の最終段階における医療に関する意識調査」（2017年、厚労省）によると、経管栄養や人工呼吸器、胃ろうを望む人は、一般の人で1割前後、医療や介護に従事している人は、さらに低く1割以下でした。

9割の人は苦痛がなく穏やかな死を迎えたいと望んでいることがわかります。

医療や介護現場で多くの看取りをしている人たちでさえ、延命治療より最期まで口から食べられる医療を望んでいるのです。

医療費の点からみても、無理な延命治療をするより、穏やかな治療のほうが医療費はかかりません。

たとえば、医療機関では1カ月100万円以上かかる治療が、在宅では57万円程度と、ほぼ半分です（食道がんのケースの厚労省試算）。

在宅でプロの口腔ケアを行って、誤嚥性肺炎を予防できれば、抗生物質や人工呼吸器も必要ありません。在宅での看取りもしやすくなり、自宅で最期を迎えたいという希望をかなえられるかもしれません。

口から食べる医療は医療費がかからず、満足できる日々を送るための医療であり、人間の尊厳を失うことなく寿命をまっとうするためには必要不可欠なのです。

第4章のポイント

咬める医療で口の健康が回復すれば病気の予防や改善になり、個人の医療費を節約できる。結果的に、国家財政を圧迫する医療費を抑制できる。

死ぬまで口から食べられることは人間の幸福や尊厳にもつながる。

歯のことがもっとよくわかるQ&A

Question&Answer

Q1 現在、妊娠中ですが、歯周病があると子どもに悪影響があると聞き、心配です。

A 歯周病のある妊婦さんは、そうでない人より早産しやすく、低体重児を出産しやすいという報告があります（米国医学誌「J Periodontal,67」1996年、「J Periodontal、76」2005年など）。

米国の研究では早産率は約７倍とされており、歯周病はお母さんだけでなく、おなかの赤ちゃんの発育に悪影響を及ぼすということが考えられます。

日本の研究グループ（岡山大学大学院医歯薬学総合研究科予防歯科学）では、歯周病治療をしてもよくならない妊婦さんは、生まれた子どもの体重が少なかったという報告もあります。一方、歯周病治療をしてよくなった場合は、ほぼ平均体重で生まれています。

妊娠中の女性は歯肉炎や歯周病になりやすく、悪化しやすいため、ご自身のためにも、おなかの赤ちゃんのためにも定期的な歯科健診をして歯周病予防や治療をしましょう。

母子健康手帳にも、妊娠中の歯科健診など歯科に関する記載がありますので、ぜひ、活用してください。

Q2 5歳の子どもの前歯にむし歯があります。もうすぐ生え変わるので、治療を迷っています。治療したほうがいいですか？

A 乳歯でもむし歯はきちんと治しましょう。いずれ生え変わるから、放置しても大丈夫と思っている人はあんがい多いようです。ごく初期のむし歯は削らずにフッ素を塗ってそれ以上大きくしないよう様子を見ることもありますが、穴があくなど進行している状態なら、治療は必要です。乳歯のむし歯を放置すると、やがて生えてくる永久歯もむし歯になりやすくなりますし、咬み合わせや歯並びにも影響します。

一番大切なのは、むし歯をつくらないこと。家庭での歯磨きだけでなく、定期的に歯科医でチェックして予防することをおすすめします。

Q3 ドライマウスについて教えてください。80歳の母が口の中が乾くといって、しょっちゅう水を飲んでいます。パンなどパサパサしたものが食べにくいようです。

A 唾液の減少により口の中が乾燥し、舌や口の中がヒリヒリする、食べ物が口の中でくっつきやすい、口が臭いなどの症状が現れるのがドライマウスです。

原因には、加齢による唾液量の減少、精神的ストレス、高血圧や精神安定剤などの薬の副作用、糖尿病、自己免疫疾患（シェーグレン症候群など）などがあげられます。

症状を改善するものとして、うがい薬、保湿剤、人工唾液、唾液の分泌を促す内服薬、漢方薬などがあります。保湿用の口腔スプレー、夜間の口の乾きにはジェルタイプの保湿剤もあります。市販されているマウスウォッシュを使う場合には、ヒアルロン酸などの保湿成分が含まれたものを使うとよいでしょう。アルコールなど殺菌作用のある成分が含まれているものは刺激が強すぎるので、避けてください。

唾液分泌を促すために耳下腺や顎下腺のマッサージをする、睡眠時にマスクを着用する、部屋を加湿するなども症状を和らげます。

ドライマウスは口を鍛え、唾液の分泌を促す力をつけることで、ある程度予防することができます。そのためには普段からよく咬み、咬みごたえのある食べ物をとるのもいいでしょう。ストレスをためないことも大切です。口で呼吸をすると口が乾燥しやすくなりますので、口をポカンと開けずに鼻呼吸を心がけるようにしましょう。

Q4 糖尿病の持病がありますが、担当医から歯周病を治すようにとアドバイスされました。歯周病を治すと血糖値が下がるといわれたのですが、本当ですか？

A 糖尿病は歯周病との関係が深い病気として、昔から知られています。実際に、歯周病の治療をすると血糖値が下がることも珍しくありません。逆に、歯周病が治りにくい人の中には、糖尿病の人がけっこうみられます。

日本糖尿病学会の診療ガイドラインには「歯周病治療により血糖値が改善する可能性があり、推奨される」と書かれています。つまり、糖尿病専門医の間では、血糖値を下げるために、歯周病治療をすすめるのが一般的になっています。

また、糖尿病の人は口やのどが乾くドライマウスになりやすく、唾液が減ることでむし歯や歯周病の原因菌が繁殖しやすくなったり、粘膜が弱くなったりします。

歯周病の悪化は糖尿病の悪化にもつながり、負の連鎖が起きやすくなります。糖尿病のある人は歯周病の治療を、もしなければ予防のために定期的な歯科受診をして、口腔ケアや口の中のチェックをおすすめします。

Q5 誰でも入れ歯からインプラントにすることはできますか？

A すべての人がインプラントにできるわけではありません。その人の口の中の状態、健康状態、年齢などによって左右されます。インプラントを埋め込む骨の状態によっては、適さない人もいますし、重い歯周病があればそれを治療する必要があります。

高齢で全身の健康状態が悪い、たとえば、重い糖尿病を抱えている人などは難しいといえます。また、骨粗鬆症の薬（ビスフォスフォネート）を飲んでいる人もできません。

まずはご自分の健康や口の中の状態をしっかり把握することが大切です。

Q6 現在65歳ですが、５年ほど前に心筋梗塞になったことがあり、以後、健康に注意しています。心臓病の原因のひとつに歯周病があると聞きました。自分も歯ぐきの出血や歯のぐらつきがありますが、治療していません。

A 心臓病と歯周病の関係は米国などの研究で明らかになりつつあります。歯周病の人は心臓病による死亡や心筋梗塞になりやすいといわれています。

心筋梗塞で死亡した人の冠動脈（心臓を取り囲む太い血管）には歯周病菌がたくさんついていたという報告もあります。

日本の調査（東京大学と金融保険系企業の産業医の共同研究・対象36～59歳のサラリーマン約3000人）では、歯ぐきからの出血や歯のぐらつき、口臭のある人はそうでない人に比べ、心筋梗塞が２倍になるという報告もあります。

さらに、心臓病のひとつに感染性心内膜炎がありますが、これは心臓の弁や内膜に細菌が感染して弁などに悪さをする感染症です。その原因となる菌に歯周病やむし歯菌があるのです。

歯周病を放置しておくと、心臓病のリスクを高める可能性が高いのです。ご自身の歯を守るためだけでなく、心筋梗塞の予防のためにも、できるだけ早く治療を開始してください。

Q7 84歳の父親が誤嚥性肺炎を繰り返しています。口腔ケアで再発を防げますか？

A 誤嚥性肺炎で亡くなる人は、年間4万9489人（2021年、厚労省統計）で、そのほとんどは高齢者です。高齢になると飲み込む力が衰え、飲食物や唾液が気管から肺のほうに入りやすくなります。特に、脳卒中や認知症、パーキンソン病などの病気があると、飲み込みがうまくいかなくなり、より誤嚥を起こしやすくなります。

誤嚥性肺炎予防には、口腔ケアが必要不可欠といっていいでしょう。重要なのは、自己流で行うのではなく、歯科衛生士による専門的口腔ケアを受けることです。

それに加え、歯科衛生士から、一般の人でもできる口腔ケアの方法を教えてもらってください。歯科衛生士による口腔ケアとご家庭での口腔ケアをきちんと行うことで、再発を防ぐ効果が高まります。

歯科医院や病院に通うのが大変な人は、訪問診療を受けることもできます。

Q8 認知症予防には「歯の健康が大切」と、新聞で読みました。歯と認知症は関係があるのですか？

A 認知症と歯周病の関係、あるいは認知症と咬むこと（咀嚼）には、深い関係があることがわかっています。

認知症にはいくつものタイプがありますが、もっとも多いアルツハイマー型認知症の主な原因は、脳に異常なタンパク質（アミロイドベータ）がたまることと考えられています。

歯周病はこの異常なタンパク質を増やしたり、悪化させたりするという研究があります（道川誠等・英科学誌「エイジングおよび疾病メカニズム」電子版2017年。石田直之「日本歯周病学会会誌」60巻3号、2018年等)。

歯周病があると認知症リスクは2.5倍ともいわれているのです。

さらに、歯を失って咬めなくなった人は、最大約２倍、認知症のリスクが高まるという研究もあります（2010年度・神奈川歯科大学等による厚労省科学研究班)。

実は咬むことは脳の働きにとって非常に大切で、咬まなくなると脳の働きが低下することがわかっています。

こういったことから、歯周病がなく歯がそろっていてしっかり咬めることは、認知症の予防につながると思われます。

Q9 口の中にできるがんにはどんなものがありますか？

A 口の中のがんを口腔がんといい、もっとも多いのが舌にできる舌がんです。そのほかには、歯肉にできる歯肉がん、口腔底（口の底の部分）にできる口腔底がん、頬粘膜にできる頬粘膜がんがあります。

主な原因は喫煙と飲酒で、そこに機械的な刺激が繰り返し長期間加わることで、よりリスクが高まります。たとえば、合わない入れ歯が歯ぐきに当たり続ける、頬粘膜を何度も咬む、むし歯の欠けた部分が舌に当たり続けるなど。それに加え、むし歯や歯周病があるとリスクはさらに高まります。

口腔がんは早期に発見すれば、生存率も高くなりますので、早期発見早期治療がとても大切になります。

予防は、喫煙と飲み過ぎを避け、歯周病やむし歯を治すこと。入れ歯などを口に合うよう調整して刺激を減らすことです。定期的に歯科を受診し、口の中をチェックすることも忘れないでください。

Q10 歯周病になるとがんのリスクが高くなるのでしょうか？

A 日本や海外で歯周病とがんの関連を調べる研究が多く行われていて、歯周病とがんの発生には関係があることがしだいに明らかになっています。

重い歯周炎はがんリスクを高めるという米国の研究（タフツ大学医学部、ジョンズ・ホプキンス大学等「Journal of the National Cancer Institute」110巻8号、2018年）や口腔ケアの悪い人にはがんが多いという報告（落合邦康・日本大学歯学部特任教授、第68回日本癌学会学術総会、2009年）などです。

国立がん研究センターの調査では、食道がん患者のがん細胞の中に歯周病菌が発見されたと報告されています。歯周病菌は食道の粘膜に炎症を起こし、細胞のDNAを傷つけるのではないかと考えられています。

Q11 歯周病の人は関節リウマチになりやすいと聞きました。50代で関節リウマチになりましたが、若い頃から歯周病があります。

A 米国で歯周病が関節リウマチを悪化させるという報告があります（第76回米国リウマチ学会、ミネソタ大学大規模調査等）。

歯周病を治すと症状が改善したという研究もあり、関節リウマチと歯周病には何らかの関係があるのではないかと考えられています。

関節リウマチは女性に多い自己免疫疾患（免疫の異常による病気。自分の免疫が自分の細胞や組織を攻撃してしまう）のひとつです。

原因ははっきりしませんが、そのひとつに歯周病菌が引き起こす慢性炎症が関係しているのではないかといわれています。

おわりに

人生100歳時代、超高齢社会では体にやさしい医療が求められています。体への負担が大きい手術や薬の大量投与、胃ろうや人工栄養といった過剰医療から、人間の尊厳を守る医療への転換が進んでいるといっていいでしょう。

そのカギとなるのが、咬んで食べる医療であり、予防医療といわれています。そして、その中心を担うのが、口の専門家である歯科医や歯科衛生士、歯科技工士であり、歯科医療なのです。

歯科医療は人生100歳時代にかなった医療といえます。

団塊世代が全員75歳以上となる2025年は目前です。国も高齢者ができるだけ地域で療養できるような取り組みを進めています。

医療が必要な時には医療機関でしっかり治療し、ある程度安定したら自宅や介護施設に帰って生活を続けられるようにするという制度です。

これからは、治すだけでなく生活のための医療の比重が高くなってくるといわれています。

自宅や介護施設で満足できる生活を送るには、食べることがとても重要になってきます。

医師のあいだでも治療成績やリハビリ効果を上げる歯科医療の重要性を認める人が増えています。

専門的な口腔ケアで患者の入院期間が短縮し、介護施設での肺炎も激減します。

咬んで食べる治療はリハビリ効果をあげ、要介護の高齢者の自立を促します。

病院や介護施設にとって歯科医療との連携がますます重要になっているのです。

私たち歯科医療従事者は、こういった声に応える必要があります。

2020年に始まった新型コロナウイルス感染症のパンデミックで多くの人が亡くなりました。

口腔ケアは感染症や誤嚥性肺炎を予防する効果があります。withコロナの時代、口腔ケアでウイルスや細菌の感染を防ぐ役目を担うのも歯科医療です。

健康長寿社会の実現は、口の中をきれいにし、咬んで食べられるようにすることから始まります。

赤ちゃんから高齢者まで、それぞれの年代に応じて、口の健康を保つことが健康長寿への近道といっていいでしょう。

取材協力／油井香代子（医療ジャーナリスト）

主な参考文献

『噛み合わせが人生を変える』日本顎咬合学会　小学館

『噛む力』増田純一　WAVE出版

『Health Dentistry 0歳から〝噛む〟で健康長寿』増田純一　グレードル

『0歳からの口腔育成』日本口腔育成学会　中央公論新社

「咬合・咀嚼が創る健康長寿」小林義典　日本補綴歯科学会誌　第3巻3号

「子どもの食の問題に関する調査」報告書　日本歯科医学会重点研究委員会

「咬合・咀嚼と全身の健康」北海道歯科医師会

『「健康」は『健口』からⅡ」香川県歯科医師会　香川県歯科医師連盟

「口腔保健指導が児童の体格並びに精神発育に及ぼす影響に関する研究」神田三郎

九州歯科学会雑誌 11（5）1958

「咀嚼と学習効果」船越正也　佐橋喜志夫　日本歯科評論　620

「口腔ケアと誤嚥性肺炎予防」米山武義　鴨田博司　老年歯科医学 第16巻 第1号

「口腔ケアが導く感染対策　患者背景別口腔ケアの実践プログラム」米山武義

感染対策ICTジャーナル　12巻2号
「新型コロナウイルスのBiology」今井健一等　歯界展望　136号1巻
「COVID-19における口腔内細菌の役割」ジェイ・パテル等　THE LANCET Microbe 2020.7.1
「Dental Tribune Japan Edition」2021年3月
「咬み合わせの科学」日本顎咬合学会誌
「食習慣および咀嚼習慣が口腔や全身の健康へ与える影響」高橋茂　北海道歯学雑誌　34（2）
『一般開業医のための訪問歯科診療入門』高橋英登他編著　医歯薬出版
『歯科衛生士のための21世紀のペリオドントロジーダイジェスト』天野敦雄　クインテッセンス出版
「口腔細菌によるインフルエンザウイルス感染促進作用と重症化のメカニズム」今井健一等
日本歯科評論　867号
「健康長寿社会に寄与する歯科医療・口腔保健のエビデンス2015」日本歯科医師会
「公益財団法人8020推進財団学術集会　第9回フォーラム8020報告書」8020推進財団
「大人むし歯の特徴と有病状況」等　厚生労働省生活習慣病予防のための健康情報サイト
「歯を大切にしてスポーツを楽しく」等　8020推進財団HP
「口腔機能管理等による効果と医科歯科連携が効果的に機能している事例」2014年　日本歯科医師会

「介護保険の総合的政策評価ベンチマークシステムの開発（平成22年～平成24年）」
厚生労働科学研究班　近藤克則等
「食（栄養）および口腔機能に着目した加齢症候群の概念の確立と介護予防（虚弱化予防）から要介護状態に至る口腔機能支援等の包括的対策の構築および検証を目的とした調査研究　事業実施報告書」飯島勝矢　老年保健健康増進事業
「２０２０年度　高齢社会総合研究機構（ＩＯＧ）活動報告」　飯島勝矢
東京大学未来ビジョン研究センター
「健康寿命のあり方に関する有識者研究会報告書」２０１９年　厚労省
『免疫を高めて病気を治す口の体操「あいうべ」』今井一彰　マキノ出版
『糖尿病がイヤなら歯を磨きなさい』西田亙　幻冬舎
『脳の老化を止めたければ歯を守りなさい！』長谷川嘉哉　かんき出版
『食事』竹内孝仁　筒井書房
『妻を看取る日』垣添忠生　新潮社
「地球を読む」垣添忠生　読売新聞２０１４年1月19日
『寝たきりにならず、自宅で「平穏死」』長尾和宏　ＳＢクリエイティブ

『認知症』伊東大介　講談社
『40歳からの「認知症予防」入門』伊古田俊夫　講談社
『コンカッション』ジーン・マリー・ラスカス、田口俊樹訳　小学館
『女と男の更年期』小山嵩夫　誠文堂新光社

日本顎咬合学会（にほんがくこうごうがっかい）

歯科医療の根幹である「咬合」を中心に据える学術団体で、補綴、歯周、矯正、保存、小児、口腔外科、高齢者歯科等の各専門分野の臨床医、歯科技工士、歯科衛生士で構成される。臨床を踏まえた顎咬合学と関連する分野の研究を推進し、その進歩と発展を図ることによって、歯科医学・医療の向上ならびに国民の健康と福祉に寄与することを目標とする。1982年に保母須弥也らによって設立され、2023年現在、会員約8000名を擁する日本最大の臨床医の学会となっている。

長生きしたけりゃ「咬む」のが一番！

2023年6月6日　初版第1刷発行

著　者　日本顎咬合学会
発行者　三井 直也
発行所　株式会社 小学館
〒101-8001
東京都千代田区一ツ橋2-3-1
電　話　編集03-3230-5960
販売03-5281-3555
印刷所　萩原印刷株式会社
製本所　株式会社若林製本工場

　ISBN978-4-09-311543-8